당신도 느리게
나이 들 수 있습니다

당신도 느리게
나이 들 수 있습니다

정희원 지음

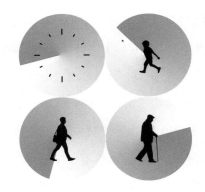

더퀘스트

한국 사회의 최대 위기,
우리는 빠르게 늙고 있다

내가 일하는 서울아산병원 노년내과에는 고혈압, 당뇨병, 근감소증, 치매 등 노화로 인한 여러 가지 만성질환을 앓는 환자들이 찾아온다. 통계적으로 우리나라 65세 이상 인구의 73퍼센트는 두 개 이상의 만성질환을 앓으며 4.1종의 약을 복용한다. 노화와 그 결과인 노쇠가 진행 중인 노년층에게는 같은 질환이더라도 젊은 사람들과는 치료에 다르게 반응하는 경우가 많다. 그래서 진단명이 같더라도 노화 정도와 동반된 질환을 세심히 살펴 치료계획을 세워야 한다. 어느 시점부터는 의학적 판단에서 진단명이나 숫자 나이보다는 노화가 차지하는 비중이 더욱 커진다. 이것이 노년내과가 있는 이유다.

숫자 나이가 아닌 노화를 중심에 두고 진료를 하다 보면 '젊은' 환자들을 만나기도 한다. 이곳저곳 아프지 않은 곳이 없는 30대 여성, 치매가 생긴 것 같다며 찾아오는 40대 남성, 뇌에 구름이 낀 것 같아 이미 다른 병원에서 뇌영양제를 처방받은 50대 여성, 원인 모를 쇠약감 때문에 이 병원 저 병원을 전전하던 60대 남성 등 숫자 나이에 비해 몸과 마음이 부쩍 나이 든 모습을 보이는 사람들이 찾아온다. 이렇게 나를 찾는 환자들의 이야기를 자세히 들어보면 삶 어딘가에 뿌리내린 가속노화 현상을 발견할 때가 많다. 시계는 하루 24시간만 가지만 몸과 마음은 하루에 28시간, 36시간, 48시간씩 늙어가는 상황을 스스로 만들어내는 것이다.

사회의 전반적 위생과 보건의료기술에 대한 접근성 향상으로 느리지만 꾸준히 늘어나던 전 세계의 기대수명은 코로나바이러스감염증-19(이하 코로나19)시대 이후 가파르게 줄어들기 시작했다. 한국의 통계를 보면, 신체질량지수나 문제음주(알코올을 섭취했을 때 자신 또는 타인에게 해를 입히는 음주형태)를 비롯한 젊은 성인의 건강지표가 지난 몇 년 동안 눈에 띄게 나빠지고 있다. 가속노화를 경험하는 사람들이 많아진다는 의미다.

자본주의의 편안함이 노화를 앞당긴다

만성질환은 대개 평생 동안 축적된 노화의 결과다. 한 사람의 가치관과 생활방식이 만성질환이나 통증의 패턴을 만들고 건강수명에도 큰 영향을 끼친다. 노년내과 의사로서 질환 너머 환자의 삶 자체에 주목할 수밖에 없는 이유다.

몸과 마음에는 탄성이 있기 때문에 한두 번 균형을 잃는다고 해서 건강이 완전히 망가지지는 않는다. 하지만 한 방향으로 치우쳐서 생긴 긴장과 비틀림을 20년, 30년, 40년 유지하면 그대로 굳어 버린다. 드넓은 사막에서 미세하게 틀어진 방향으로 걷다 보면 처음에는 경로가 크게 달라지지 않지만 나중에는 목적지와 한참 멀어지는 것과 같다. 오랜 시간 건강과 벌어진 간극을 좁히려면 문제의 원인을 찾고 개선하기 위해 꾸준히 노력해야 한다. 하지만 다들 문제를 근본적으로 해결하려고 노력하지는 않는다. 겉으로 드러난 불편을 약이나 건강식품, 마사지 등으로 손쉽게 덮으려 할 뿐이다. 그럴수록 삶은 나아지기는커녕 더 큰 불편으로 달음질친다.

나의 주변 사람들도 크게 다르지 않다. 편안하지만 비뚤어진 자세로 앉아 책을 보는 아이에게 바르게 앉는 방법을 알려주면 바로 볼멘소리가 나온다. "힘이 들어요, 그냥 편하게 앉을래요." 하지만 당장 편한 자세를 유지하면 미래에는 제대로 앉을 수 없게 될뿐더러 오랫동안 온몸의 통증을 느끼며 살아야 한다.

아이가 이런 말을 한 적이 있다. "아빠, 나는 재미있는 유튜브를 실컷 보면서 공부는 안 하고 싶어요. 그런데 공부는 잘하고 싶어요. 갖고 싶은 것을 다 사고도 돈이 많으면 좋겠어요." 이 말에 인간이 가진 번뇌와 고통의 근본적 기제가 모두 들어 있다. 고통을 최소화하고 쾌락의 양을 쉽게 그리고 최대한으로 늘리는 일, 이것이 옳고 이런 방향을 추구해야 한다는 것이 현대 자본주의사회를 관통하는 핵심 전제다. 경영과 창업의 세계에서도 행복(보상)을 주고 고통을 줄이는 사업이 가치 있다고 가르친다. 베스트셀러가 된 자기계발서들은 어떻게 하면 돈을 많이 벌어 행복해지는지 이야기한다.

반대로 사서 하는 고생은 어리석은 것으로 치부되는 경우가 많다. 조금이라도 불편하면 돈을 써서 남에게 처리해달라고 맡기는 것이 대세다. 외식을 하는 것도 모자라 주문한 요리를 가지고 오는 일도 남을 시킨다. 계단을 오르지 않고 엘리베이터를 탄다. 걷지 않고 택시를 부른다. 집을 직접 쓸고 닦지 않고 청소해줄 사람을 부른다. 자신의 본업을 제외한 거의 모든 일을 외주화한다. 그렇게 마련한 시간에는 돈을 더 쥐어짜서 벌기 위해 부업을 하거나 쾌락을 주는 활동을 늘린다. 기묘하게도 이런 일의 대부분은 중추신경계의 피로도를 높인다.

고통과 불편이 줄어들수록 좋다는 자본주의의 전제가 옳다면 지금쯤 모두 행복에 겨워 어쩔 줄 몰라야 한다. 하지만 전 국민 단위로 관찰했을 때 불편하게 몸을 사용해야 하는 정도를 반영하는 신체활동량은 점점 줄어들고 더 많은 양의 신체적 쾌락을 경험했음을 방증하는 복부비만의 정도는 빠르게 심각해지고 있는데도, 사람들은 더 구부정한 자세로 스마트폰을 보고 자극적인 음식을 탐닉하며 몸과 마음의 탄력을 잃어간다. 보상을 주는 자극을 끊임없이 쫓다가 화난 중년이 된다. 그다음에 남는 것은 오래 아픈 노년이다.

가속노화의 고리를 끊어내는 시작점, 내재역량 관리

현대사회의 근본적인 가설부터 잘못되었다. 불편을 최소화하고 행복을 최대화하려는 노력 자체가 노화를 가속화하고 있다. 이 근본적인 오류를 이해하고 약간의 불편을 감수한다면 남은 생애에는 편안함을 늘릴 수 있다. 반대로 끝까지 이 오류가 만드는 악순환에서 벗어나지 못하면 아무것도 하지 않고 가만히 앉아 있을 수조차도 없는 극도의 번뇌 상태에 이르게 된다. 초대형 별장과 요트, 제트기를 보유한 신흥 재벌들의 마음에는 얼마나 번뇌와 고통이 많을까. 나 개인의 경험에 비추어봐도 현대 자본주의사회가 갖고 있으면 행복하다고 속삭이는 것들을 좇아 물질적인 풍요를 얻어보았지만 번뇌는 줄어들지 않았다.

간과하면 안 되는 것은 악순환의 원인과 해결이 직접적인 1 대 1 관계가 아니라는 사실이다. 폭음을 지속해서 생긴 건강상의 문제는 당장 집에서 술을 치운다고 나아지지 않는다. 지방을 먹지 않는다고 몸의 지방을 뺄 수 있는 것도, 지금 바른 자세로 앉는다고 해서 앞으로 계속 바른 자세로 앉을 수 있는 것도 아니다. 사람의 몸과 마음은 2, 3차로 연결되어 있기 때문에, 한 가지 요소가 무너져 있으면 악순환은 끝나지 않는다. 다시 말해 악순환의 원리를 이해하고 광범위한 노력으로 그 원동력을 약화시키는 것이 합리적이고 효과적인 해결방법이다. 그 시작이 내재역량intrinsic capacity 경영이다.

내재역량은 세계보건기구가 2015년에 제시한 개념으로, 얼마나 건강하게 나이 들고 있는지를 나타내는 척도다. 내재역량은 신체적, 정신적, 사회적인 기능 요소 모두를 종합적으로 점수화한다.

질병 유무, 혈압, 운동시간 등 가시적인 건강지표뿐만 아니라 적절한 휴식, 마음챙김, 인생의 목표와 자기효능감 등 눈에 보이지 않는 변수를 모두 고려하는 것이다. 삶의 요소를 다면적으로 관리해야 건강한 나이 듦이 가능하기 때문이다.

내재역량을 제대로 관리하지 못하면 생물학적 노화를 앞당기는 악순환, 곧 가속노화 사이클을 불러일으킨다. 예를 들어 직장인의 머릿속이 중요한 업무 현안으로 가득 찰 때 몸에서는 스트레스호르몬이 분비된다. 스트레스호르몬은 단기적으로 중요한 일에 집중하게 도와준다. 하지만 스트레스호르몬이 과잉 축적되면 수면의 질은 떨어지고 자극적인 음식과 술을 탐닉하게 되며 운동이나 명상, 독서 같은 휴식 활동은 줄어든다. 장기적으로는 집중력, 판단력 등 인지기능이 낮아지니 더 긴 시간을 앉아서 일하는데도 업무의 성과는 떨어진다. 그 결과 또다시 더 늦게까지 일을 하고 머리를 비우는 시간을 줄인다. 이런 악순환이 이어지면서 몸은 여러 가지 만성질환을 앓기 시작한다. 가속노화를 경험하는 것이다.

건강의 주체가 되는 선순환의 시작

자본주의사회는 사람들의 번뇌를 키우고 집중력과 돈과 건강을 흡수한다. 여기에 코로나19로 더 많은 사람이 더 빠르게 가속노화 사이클을 만들며 고통을 겪고 있다.

내재역량 경영은 현재 머릿속을 장악한 문제와 그로 인한 행동이 만드는 가속노화 사이클을 자각하는 데서 시작한다. 예를 들어 목표를 달성하기 위해 바쁘게 일하느라 건강한 식사나 최소한의 운동을 하지 못하거나 잠을 억지로 줄이는 상황을 생각해보자. 이런 행동들이 처음의 의도와는 달리 목표 달성마저 방해하고 있음을 깨달으면 변화가 시작된다.

블랙홀 같은 가속노화의 수렁에서 탈출하려면 다면적인 전략을 세워서 강력한 선순환을 만들어야 한다. 하지만 대중매체에서 쉽게 접하는 건강정보들은 지나치게 단편적인 사실에 집중되어 있기 때문에 도움이 되지 않는다. 삶 전체를 조망하고 개선하기 위한 전략서가 필요한 것이다. 그래서 가속노화의 악순환에 빠진 사람들이 그 중력장에서 탈출하도록 손에 잡히는 전략서를 만들어야겠다는 생각이 들었다.

이 책의 핵심 목표는 삶의 기능적 요소들을 종합적으로 살펴보고 내재역량을 계발하며 노화속도를 늦추는 것이다. 독자들이 이 세상을 덜 고통스럽게 항해하기를 바라며, 그동안 배우고 느끼면서 나름대로 세운 전략을 이 책에 총망라했다. 이때 하나의 요소에만 집중해 세세한 방법을 나열하기보다는 각각의 요소들이 어떤 관계를 맺는지, 가속노화 사이클 고리를 만드는 데 어떻게 기여하는지 설명하려고 노력했다. 또한 효과적인 내재역량 경영 방법들을 과학자들이 밝힌 연구 결과들과 함께 제시했다. 생물학적 관찰과 진료 경험뿐만 아니라 개인적으로 번뇌에 빠졌을 때 기울인 노력도 담았다. 임상연구의 한계 때문에 과학자들과 의사들이 아직 노화를 완전히 이해하지 못해 송구한 마음이다. 이 책에 소개된 연구들을 자세히 다룬 자료들은 참고문헌에 소개했다.

이 책에서 이야기하는 지침들은 끝없이 성장과 쾌락을 부추기는 자본주의 패러다임에서 빠져나오는 방법이기도 하다. 노화를 지연시키는 비결은 더하기가 아닌 덜어내기다. 번뇌와 스트레스는 물론이고 우리를 현혹하는 건강식품과 보조기구 등도 늘리는 것보다 줄이는 것이 내 몸에 득이 될 수 있다. 장기적인 불편을 고려하지 않고 단기적인 편안함을 추구하는 가치관을 바꾸면 소비를 부추기는 자극에도 무뎌진다. 더 높은 안목과 넓은 시각으로 내재역량을 키우면, 사람의 불안과 번뇌를 부추기는 자본주의사회에서 스스로를 굳건히 지킬 수 있게 된다. 이 책을 통해 당신이 자본주의의 수동적 객체에서 능동적 주체로 바뀌길 바란다. 급변하는 사회에서 나를 지키는 최소한의 성벽과 해자垓子를 만드는 것은 부유하고 행복한 미래를 살아갈 가능성을 더욱 높이는 일이다.

노화를 이기는 몸 ——— 085
노화의 속도를 늦추는 첫 번째 기둥, 이동성

시계를 거꾸로 돌리는 무기, 마음 ——— 127
노화의 속도를 늦추는 두 번째 기둥, 마음건강

나이를 먹으면 아픈 것이 당연하다는 착각 —— 163
노화의 속도를 늦추는 세 번째 기둥, 건강과 질병

지혜롭게 나이 들기 위한 덜어내기의 기술 —— 217
노화의 속도를 늦추는 네 번째 기둥, 나에게 중요한 것

1부

당신의 삶이
노화의 속도를 결정한다

_복잡적응계 '몸' 이해하기

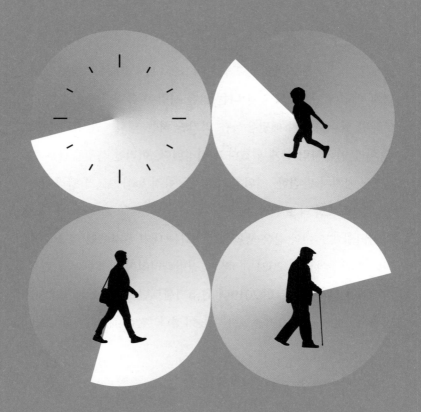

우리의 몸은 노화에
최적화되지 않았다

정보통신 플랫폼 기반의 생활습관이 코로나19시대를 거치면서 빠르게 자리 잡았다. 그 결과 나는 많은 사람이 움직이지 않고 스마트폰만 들여다보며 배달음식을 먹기만 하는 영화 〈월-E WALL-E〉 속 미래 인류처럼 살게 되겠다고 걱정했다. 이러한 생활습관은 실험동물에게서 발견한, 인위적으로 생물학적 노화속도가 빨라지게 하는 '가속노화'의 요인과 같다.

안타깝게도 이와 같은 생활습관 변화는 내가 생각했던 것보다 급격하게 이루어졌다. 2021년 1월에 질병관리청이 발표한 국민건강영양조사 결과에 따르면 2019년 41.8퍼센트던 성인 남성 비만* 유병률은 2020년에 48퍼센트까지 높아졌다. 같은 해 30대와 40대

---

* 한국에서는 신체질량지수가 1제곱미터당 25킬로그램 이상인 것으로 정의한다.

각각 남성의 비만 유병률은 각각 58.2퍼센트, 50.7퍼센트로, 바로 한 해 전인 46.4퍼센트, 45퍼센트에 비해 눈에 띄게 상승했다. 2020년대의 30~40대는 아버지뻘 베이비부머보다 기대수명이 짧을 가능성이 높아 보인다. 어쩌다가 이렇게 된 것일까? 그리고 이러한 변화는 다시 돌이킬 수 있을까?

바뀐 게임의 규칙 그리고 몸의 변화

사람은 맛있는 것을 찾는다. 그게 본성이다. 수렵채취로 연명하던 과거에는 당분(과일)과 알코올(과일이 자연발효된 것)이 얻기 힘든 고밀도 에너지원이었다. 설탕은 근대에 이르기까지 아주 귀한 식재료였다. 현대적인 육종, 재배법이 정점에 달한 지난 몇십 년을 제외하면 과일의 당도도 그리 높지 않았다. 달고 맛있는 것은 사치였다. 이런 귀한 고밀도 에너지원을 좋아하는 유전자가 오랜 시간에 걸쳐서 자연선택되어 지금까지 살아남았다. 단맛이 아니라 쓴맛을 즐기는 사람이었다면 독초를 먹고 죽어버렸을 것이기에, 수백만 년의 수렵채취 생활에서 이러한 특성을 가진 유전자는 살아남을 수 없었다.

사람은 편안한 것도 찾는다. 다른 야생동물보다 최고속도가 느리고 공격력이 약한 옛 인류는 사냥을 하기 위해 먼 거리를 달려야만 했다. 그 대신 충분한 에너지원을 확보하면 쉬었다. 인력이 생산의 원동력이었던 중세까지만 해도 의자에 앉아서 하루를 보내는 사람은 왕족과 귀족뿐이었다. 움직이지 않고 편안하게 앉거나 누워 시간을 보내는 것 역시 오랜 기간 인류에게 사치였다.

그러다 갑자기 게임의 규칙이 바뀌었다. 가장 구하기 쉽고 값이 싼 에너지원은 정제곡물과 단순당이 되어버렸다. 석유화학 비료와 살충제, 농기계 발달에 힘입어 매우 넓은 땅에서 옥수수와 밀, 대두를 재배하고, 저장탑에 보관한 곡식을 전 세계로 보내 가루로 만들 수 있게 됐다. 농산물은 오래 보관할 수 있고 표준화된 크기로 거래할 수 있는 원자재가 되었다. 이를 공장에서 음식의 형태로 만든 것이 바로 대량생산할 수 있고 운송과 보관이 쉬우며 비교적 값이 싼 초가공식품이다. 그런데 맛도 좋다. 체내에서 혈당을 올리는 능력인 당부하glycemic load가 높아서 보상회로에서 도파민dopamine과 엔도르핀endorphin을 잘 분비시킨다.

초가공식품을 먹으면 즐겁다. 마음이 편안해지고 고통도 잠시 잊을 수 있다. 그 즐거움을 '쨍한 맛' '선명한 맛'이라고 표현하기도 한다. 외식산업과 식품산업 모두에서 더 선명한 맛을 내는 제품이 살아남는다. 업계에서 제품을 개발할 때는 다양한 방법으로 블라인드 테스트blind test를 진행하는데, 이 과정에서 가장 쾌감을 높일 수 있는 비율로 성분을 배합한 최종 제품이 시장에 나온다. 그런 제품 수백 가지가 해마다 경쟁에 경쟁을 거듭한다. 같은 방식의 서바이벌 게임이 배달음식의 세계에서도 매일매일 이루어진다. 살아남는 음식은 대부분 고과당 옥수수시럽이나 설탕, 정제곡물로 장

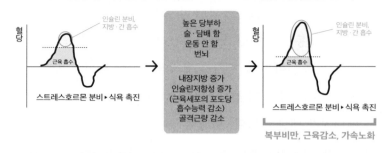

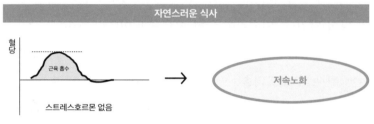

그림 1 | 초가공식품 섭취를 반복할 때와 자연스러운 식사를 계속할 때 우리 몸의 차이

식한 것들이다.

코로나19가 왔다. 재택근무를 하라고 한다. 스포츠센터는 문을 닫았고 그나마 억지로 하던 신체활동인 출퇴근도 하지 않는다. 직장에서 밥을 먹고 난 다음이라면 몇백 걸음이라도 걸을 터인데 그조차도 하지 않는다. 오히려 집에서 가장 편한 자세로 스마트폰 화면을 휙휙 넘기다가 가장 당기는 음식을 한두 번의 손짓으로 주문하기 일쑤다. 그 결과 혈당은 근육이 흡수할 수 있는 범위(그림 1의 가로 점선)를 넘어서고, 이 점선을 넘어선 모든 에너지는 뱃살(그리고 지방간과 근내지방)로 간다. 인간 푸아그라가 되는 것이다. 자연스

러운 식사, 혈당이 거의 오르지 않는 식사를 한다면 애초에 뱃살로 갈 초과 혈당이 거의 없는 것과 대비된다.

여기에 운동을 하지 않고 근육을 쓰지 않으면 그림 1의 가로 점선 높이는 더 낮아진다. 당처리 체계의 성능이 떨어져 똑같은 음식을 먹어도 혈당은 더 높아진다(인슐린저항성insulin resistance*). 더 많은 에너지가 뱃살로 간다. 혈당이 높아지면 췌장을 쥐어짜 인슐린insulin이 쏟아져나온다. 잠도 쏟아진다. 이렇게 졸다 깨면 갑자기 당이 당긴다. 인슐린이 급히 혈당을 떨어뜨린 탓이다. 갑자기 떨어진 혈당은 스트레스호르몬의 양대 산맥인 노르에피네프린norepinephrine과 코르티솔cortisol을 분비시킨다. 음식이 당겨 어쩔 줄 모른다. 온몸에 힘이 빠지면서 짜증이 난다. 그래서 달달한 간식을 찾는다.

이렇게 만들어진 뱃살과 지방간, 근내지방에 있는 지방세포는 여러 가지 나쁜 호르몬을 만들며 염증물질을 쏟아낸다. 특히 스트레스호르몬과 염증물질은 혈관을 손상시켜 혈압을 올리고 멀쩡한 근육단백질을 녹여 혈당을 높일 뿐만 아니라** 뇌로 가서 인지기능을 떨어뜨린다. 인지기능이 떨어지면 판단과 자제를 담당하는 전두엽의 또 다른 기능도 떨어진다. 자제력이 떨어지니 더 자극적인 것

---

* 세포가 인슐린에 반응하여 기민하게 포도당을 사용하지 못하게 되는 현상이다.
** 이렇게 살이 찌는 상황에서 염증물질에 노출되면 근육량은 더 줄어든다. 심각한 질병이 없는 많은 성인에게서 사실상 영양소나 운동량이 부족하지 않은데도 근손실이 생기는 이유는 많은 경우 스트레스호르몬과 염증물질 때문이다.

을 찾고 더 먹는다. 본능에 더 충실해진다. 운동 생각이 날 수가 없다. 운동을 하지 않으니 근육은 더 빠르게 녹고 배는 볼록해진다. 호르몬 이상도 더 과격해지고 염증물질 또한 더 늘며 판단력과 집중력은 더 떨어진다. 실제로 우리가 먹는 것이 전두엽의 기능들에 영향을 준다는 과학적 증거가 최근 여러 분야에서 확인되고 있다.

집중력이 떨어지니 낮은 집중력으로도 볼 수 있는 유튜브나 틱톡 동영상을 뒤적이는 일이 잦아진다. 그러다가 좋아 보이는 물건이 있으면 빠른 배송을 약속하는 쇼핑 애플리케이션으로 주문한다. 나의 통증과 불편이 '지름'을 통해 나아지기를 기대하면서. 코르티솔과 염증물질 그리고 도파민 결핍의 쓰나미, 그로 인한 마음의 번뇌가 끊임없이 부추긴 결과다. 심지어 유튜브 동영상에서 재야의 고수나 금융 전문가로 가장한 치어리더들이 투자하라고 외치는 주식과 가상화폐를 사보기도 한다. 잘못된 투자로 더 큰 우울감, 회한, 스트레스가 생길 수 있다는 가능성은 생각하지 못한 채로 말이다.

이처럼 번뇌는 집중력과 판단력을 흐려 업무 효율과 자기효능감을 떨어뜨리고 우울감을 심화하기도 한다. 이렇게 몸에 남은 '화'는 고스란히 가속노화의 원동력이 되어 체내 노화시계의 태엽을 빨리 감아버린다.

높은 혈당 변동성이 만들어내는 악순환

섭취한 음식이 혈당을 높여서 몸이 버텨낼 수 있는 점선을 넘기는 방식으로 비만과 대사질환을 만들어내는 과정을 설명한 이론이 있다. 바로 탄수화물-인슐린 모델carbohydrate-insulin model이다. 건강을 위해서는 전체적인 칼로리 섭취를 조절해야 하며, 특히 단위부피당 칼로리가 높은 지방 섭취를 줄여야 한다는 에너지-균형 모델energy-balance model이 놓친 점을, 에너지대사에 관해 새롭게 알려진 과학지식을 통해 보완한 것이다. 탄수화물-인슐린 모델에 따르면, 에너지가 과잉으로 형성될 경우 체내에 쌓이기는 하지만 어떻게 몸을 만들고 음식을 먹는지에 따라 혈당 곡선의 형태가 달라진다. 그에 따라서 허기가 지속될 뿐 아니라 더 달고 맛있는 음식을 계속 찾는(당이 당기는) 몸을 만들 수도 있고, 반대로 늘 배부른 상태로 지내면서도 웬만해서는 살이 찌지 않고 식탐도 없는 몸을 만들 수도 있다.

혈당 수치를 점선 아래로 유지하면 총칼로리가 웬만큼 많아도 사람과 동물의 몸은 그 과잉에너지를 태워버린다. 체온을 높이는 등의 다양한 방법으로 체중과 에너지 균형의 항상성homeostasis을 유지하는 것이다. 반대로 점선을 훨씬 넘어서는 당부하 충격을 받으면 총에너지 섭취를 줄여도 몸의 기초대사량이 줄어 있기 때문에 물만 먹어도 살이 찐다. 더 나아가 음식을 계속 찾게 되는 강력한 동물적 본능을 이성의 힘으로 짓누르려면 마음의 힘도 크게 든다.

당부하가 높은 정제곡물과 단순당을 섭취하면서도 칼로리를 통제하려는 마음에 스트레스호르몬이 뿜어져 나오는 저혈당 상태를 억지로 견디다 보면 최악의 경우에는 폭식을 하게 된다.

이런 상황을 반복하면 스트레스호르몬 수치는 항상 높게 유지되고, 근육단백질 분해와 우울감 상승, 판단력과 자제력의 저하가 이어진다. 공부하기 싫다는 아이를 억지로 책상에 앉혀놓고 방문을 잠갔는데 정작 아이는 딴생각만 하며 공부를 싫어하게 되는 꼴이다. 마찬가지로 잘 들어맞지 않는 에너지-균형 모델을 기준으로 영양 교육을 받고 다이어트를 하니까 다이어트는 매번 빠진 살이 다시 찌는 요요로 끝난다.

코로나19시대의 인류는 당부하가 높은 음식을 먹으면서 하루종일 구부정하게 목을 빼고 스마트폰과 노트북 화면을 들여다보는 것으로 일상을 채워나간다. 이런 생활방식이 습관화되면 삶 전반에 복합적인 문제가 발생한다. 근육이 급속하게 빠지면서 자세를 지탱해야 할 코어근육과 후방사슬근육이 취약해진다. 배가 나오고 등이 굽는다. 목과 허리가 아프다. 운동을 하자니 몸이 무겁고 체력이 떨어진다. 체중은 더 늘어난다. 실로 어마어마한 악순환의 파도다. 나쁜 습관이 유지되면서 삽시간에 몸은 안 좋은 방향으로 달음질친다.

이 악순환을 무미건조한 숫자 하나로 요약한 결과가 30~40대 남성의 비만 유병률의 폭증이다. 그대로 내버려두면 어떻게 될까? 이 가속노화 사이클이 몇 년 더 진행되면 당뇨병, 고혈압, 고지혈

중, 지방간 등 여러 가지 만성질환을 일찍부터 앓게 된다. 여러 장기의 기능 이상과 주요한 혈관질환(심근경색, 뇌졸중)뿐 아니라 근골격계질환으로 오랫동안 불편을 겪으면서 살아야 하며, 일찍부터 젊은 시절의 명석함을 잃을 수도 있다. 좋은 유전자를 갖고 있더라도 나쁜 생활습관을 지속하는 채로 50대를 맞이했다가는 만성적인 보상회로 이상과 스트레스호르몬 과다분비로 맑은 정신을 유지하기 어렵다. 사회적 물의를 일으키거나 올바른 판단 능력을 잃어버린 것처럼 보이는 기업인과 정치인들 중에서도, 그 모습과 행동이 가속노화 사이클의 결과임을 짐작할 수 있는 경우가 꽤 있다. 그래서 젊은 성인의 비만 유병률 폭증은 10~20년 후 상상되는 우리 사회의 모습이 더욱 걱정스럽게 만드는 단면이기도 하다.

이렇게 질병과 기능저하, 장애를 일으키는 이 사이클을 그대로 유지한 채 노년기에 들어서면 혼자서 일상생활을 하기 어려워 누군가의 도움을 받아야 할 가능성이 높다. 한국의 현재와 미래의 인구구조를 고려한다면, 지금 젊은 세대가 나이 들었을 때 돌봐줄 사람을 찾기는 쉽지 않을 것이다. 이처럼 인간의 본능에 충실하게 따른 결과는 장기적으로 큰 문제를 가져올 수 있다.

적어도 이러한 가속노화 사이클과 관련해서는 공중보건과 질병에 관한 자료를 만들고 정책을 세운 과학자들과 의사들이 잘해왔다고 할 수는 없을 것 같다. 어디를 가든지 비만 극복은 너무 어렵지 않냐고 반문하고, 과학적 임상연구 결과와 신약 개발에 대한 발표에서도 생활습관 개선은 불가능하다고 전제한다. 이것만 봐도 전문가라는 사람들의 태도가 얼마나 무기력한가를 알 수 있다. 하지만 가속노화 사이클의 악순환 문제는 어렵지 않게 해결할 수 있다. 이 책에서는 그 어렵지 않은 방법들을 이야기한다.

'쾌락 중독'은 어떻게
몸을 망가트리는가

스티브 커츠Steve Cutts의 단편 애니메이션 〈해피니스Happiness〉에서는 어떤 것에도 만족하지 못하고 크고 새로운 행복만을 좇는 현대인의 모습을 풍자한다. 현대인은 삶을 즐거운 것들로 채우려 노력하지만 늘 공허감을 느끼며, 도달하지 못하는 행복을 신기루처럼 느낀다. 사방에서 쏟아지는 광고와 기사, SNS의 동영상과 사진은 행복을 찾기 위해 정처없이 떠다니는 사람의 마음을 더욱더 부추긴다. 하지만 끊임없이 자극받는 소유욕과 과시욕을 채우려 할수록 돌아오는 것은 정신적인 고통과 좌절이다. 자신만 뒤처지고 소외될까 두려움을 느끼는 증상인 포모증후군fear of missing out syndrome, FOMO 환자들은 다른 사람의 것보다 비싸고 번쩍이는 것을 발빠르게 구입하지만 마음속에는 공허가 가득하다.

자극을 좇고 자극이 없는 상태에서 공허감을 느끼는 것은 중독자의 뇌에서 나타나는 현상이다. 그런데 초강력 합성마약에 중독된 것이 아닌데도 지금 이 시대를 사는 많은 사람의 뇌가 이렇게 작동하고 있다. 안타깝게도 그 결과는 개인적으로는 장기적이고 지속적인 고통이며 사회적으로는 인류의 공멸이다. 다행히 끊임없는 자극 추구와 공허, 무욕과 평온의 근원은 사람의 동기와 보상에 대한 신경과학자들의 연구를 통해 많이 밝혀졌다. 그리고 스토아학파와 노장사상, 불교에서 이야기했던 삶의 태도와 사람의 뇌가 설계된 방식을 함께 이해하면 스스로를 파괴하지 않으면서 뇌를 회복할 수 있다. 지속 가능한 소비로 인류 문명의 멸망을 늦춤과 동시에 평온과 행복을 얻을 수 있다.

도파민 신호는 빠르게 적응한다

사람이 어떤 행동을 하려면 동기가 필요하다. 그 동기를 만드는 보상의 가장 핵심 요소는 뇌의 복측피개영역ventral tegmental area, VTA에서 측좌핵nucleus accumbens, NAc까지 이어지는 도파민 전달경로인 중뇌변연계 경로mesolimbic pathway다. 고전적 신경해부학에 따르면 이 경로를 통해 어떤 동기가 생기는 경우 실제로 행동을 개시할지 말지를 전두엽의 대뇌피질이 결정한다. 그 결과에 따라 운동피질에서 척수를 통해 근육에 신호를 보내면 움직임으로 나타난다. 이러한 과정을 거쳐 어떤 행동을 할 때 만족감, 행복감을 느끼면 복측피개영역의 도파민과 진통 효과가 있는 엔도르핀의 분비 신호가 작동한다. 이 만족감을 반복적으로 경험하면 그 행동을 떠올리거나 기대하는 것만으로도 도파민과 엔드로핀의 분비 신호가 활성화된다. 그리고 이 만족감을 경험하지 못하면 기대했던 도파민과 엔도르핀이 활성화되지 않으므로 좌절감과 통증을 느끼게 된다. 이때 스트레스호르몬인 노르에피네프린과 코르티솔이 분비된다. 마음에 화가 차오르는 상황이다.

전두엽에는 하지 말아야 할 행동을 안 하게 만드는 자제력이 있다. 그런데 강화reinforcement로 인해 중독의 고리가 형성되면 전두엽의 자제력은 약해진다. 중독의 원인 자극을 갈망craving하는 상태, 다시 말해 전두엽의 자제력이 취약해진 상태에서 자극원을 떠올리는 신호cue(예를 들어 알코올의존자가 목이 마른 상태에서 맥주 광고를 보는 상황)를 경험하면 중뇌변연계 경로는 바로 도파민을 모락모락 피워내기 시작한다. 이러한 상태는 사람이 이겨낼 재간이 없다. 그래서 중독을 어떤 자극원에 대한 의존성이 점차 강해지면서 일상생활과 건강에 해를 끼치는 상태로 정의한다.

보통 '중독'이라고 하면 술, 담배, 마약을 떠올리지만, 보상을 만들어내는 모든 자극은 어떻게 사용되느냐에 따라 중독회로를 형성할 수 있다. 특히 앞 장에서 살펴본 초가공식품은 이 중독회로를 잘 형성한다. 실험을 해보면 사람과 설치류 모두 당부하가 높은 식품에 쉽게 중독이 된다. 사람은 특히 당부하가 높으면서 지방까지 함유된 식품을 좋아한다는 것이 몇몇 임상연구를 통해 알려져 있다.

이러한 중독과 보상의 과정을 과학적으로 이해한 사람들이, 사용자의 의존성을 최대한 높일 수 있도록 게임이나 SNS, 쇼핑앱, 투기거래를 부추기는 주식이나 가상화폐 거래 플랫폼 등을 개발한다. 무한 경쟁의 플랫폼경제 사회에서 새로운 강자가 끊임없이 나타나 점유율을 높이는 방식이다. 2019년, 넷플릭스 CEO 리드 헤이스팅스Reed Hastings는 넷플릭스의 경쟁 상대가 인간의 수면이라고 말했다. 잠을 줄여 드라마나 영화를 보는 것은 보상을 주는 자극을 찾느라 일상생활에 지장을 주는 행위이므로 정확하게 중독의 정의에 부합한다. 이제는 넷플릭스와 유튜브의 시대를 넘어 짧은 동영상을 올리는 플랫폼인 틱톡이 사람들의 시선을 붙잡는다. 더 강하고 빠르게 획득할 수 있는 보상(도파민)의 자극제가 계속해서 시장에 나오고, 현대인은 이러한 자극에 끊임없이 탐닉하고 있다.

체내 도파민 신호는 자극에 적응한다. 이런 관계는 여러 약물과 알코올 등의 중독성에 대한 연구를 통해 밝혀졌다. 강한 보상과 만족감을 주던 자극도 반복적으로 경험을 하면 처음의 만족감을 느끼지 못한다. 이런 적응 현상은 알코올, 오피오이드opioid계 진통제,* 코카인cocaine류의 각성제,** 항불안제와 수면제로 흔히 사

---

* 모르핀morphine, 펜타닐fentanyl 등이 있다. 이러한 진통제를 남용하면 보상회로를 극단적으로 자극하기 때문에 정상적인 일상생활을 할 수 없다. 그 극단에 있는 것이 의학적으로는 사용되지 않고 남용의 목적으로만 쓰이는 헤로인heroin이다.

** 노르에피네프린과 도파민 등 카테콜아민catecholamine 계통을 항진시켜 직접적으로 도파민 분비를 증가시킨다. 저용량을 사용할 경우 집중력과 순발력을 개선한다. 그래서 메틸페니데이트methylphenidate처럼 비교적 자극이 약한 물질은 주의력결핍과잉행동장애ADHD의 치료에 사용하기도 하지만, 필로폰philopon이라고도 불리는 반대편 극단의 메스암페타민methamphetamine은 남용을 목적으로만 사용된다.

용되는 벤조디아제핀benzodiazepine류의 약 등 거의 모든 자극원에서 관찰된다.

적응 현상이 진행되면 같은 효과를 얻기 위해서는 점점 더 많은 자극이 필요하다(의존). 세포막 표면의 신경전달물질수용체와 이에 따르는 신호의 특성 때문에, 일반적으로는 자극원이 기하급수적으로 늘어나야 한다. 예를 들면 지난주에 처음으로 느꼈던 마약의 효과를 이번 주에도 느끼려면 처음에 투약한 양의 두 배가, 다음 주에는 처음 투약한 양의 네 배가 필요한 식이다. 약물의 신체적인 해악 효과는 누적 용량에 비례해서 증가하므로 이런 회로에 빠져든 사람은 큰 피해를 입는다.

그러므로 상업적으로 쏟아지는 도파민 자극원들을 끊임없이 찾아 헤매는 것은, 다시 말해 그림 2-A처럼 더 많은 자극을 찾으려고 노력하는 것은 점점 빨라지는 트레드밀에서 계속 앞으로 가려고 노력하는 것과 같다. 끊임없이 스마트폰 화면을 스크롤하고, 물건을 더 많이 사고, 해롭고 자극적인 음식을 더 먹고, 불필요한 여행도 더 하게 된다. 그러나 불쾌와 공허는 사라지지 않는다. 크고 작은 도파민 자극이 마구 섞여서 들어오고 또 빠져나가면서 금단 증상이 나타나, 정신이 안정되지 못하고 항상 스트레스호르몬 수치가 높은 상태를 유지한다. 적응 현상 때문에 이런 행동은 더욱 심해지고 일상생활에 지장을 줄 만큼 해악이 커진다. 다음 장에서 설명할 디폴트모드네트워크default mode network가 무척 혼탁해지고, ADHD와 우울증, 불안장애가 섞여 있는 것과 유사한 정신상태가

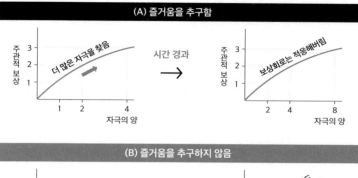

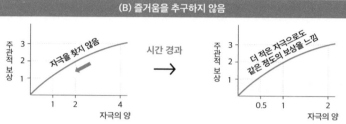

그림 2 | (A) 더 많은 도파민 자극원을 좇아 보상을 주는 자극을 늘려도 적응 현상 때문에 사람이 느끼는 보상의 강도는 원점으로 회복된다(쾌락적응hedonic adaptation). (B) 반대로 도파민을 좇지 않고 자극을 줄이면 따분하고 불편하지만 더 약한 자극으로도 이전과 같은 정도의 보상을 느낄 수 있다.

된다. 결국 멀쩡했던 사람도 우울해지고 배가 나오는 것이 당연할지도 모르는 상태가 된다.

돈을 두 배 네 배 더 벌어서 더 좋은 술을 더 많이 먹고 좋은 차를 여러 대 구입하며 화려한 별장을 여러 채 갖고 거대한 요트와 항공기까지 소유하면서, 매일을 유흥과 향락으로 가득 채워도 행복하지는 않다. 그래서일까. 나중에는 국가를 장악하고 그마저도 더 가지려 전쟁을 일으키기도 한다. 이 상황에 빠져 있던 전형적인 사례가 아돌프 히틀러Adolf Hitler다. 암페타민amphetamine을 비롯한 여러 도파민 자극원에 푹 빠져 살면서 나중에는 전두엽 기능을 완전히 상실해 정상적인 의사결정이 불가능해졌고, 도파민 결핍증상으로 파킨슨병Parkinson's disease 과 유사한 상태에 빠지기까지 했다. 한 사람의 뇌에서 벌어진 신경전달물질의 이상으로 전 세계 시민이 죽음과 극단적 고초를 감당해야 했다는 사실이 얄궂기 그지없다. 이 원리를 이해하면 사람들이 부러워하는 물질적 풍요와 육체적 쾌락이 왜 의미가 없는지를 깨닫게 된다.

쾌락의 총량은 늘릴 수 없다

뇌의 보상체계가 가진 또 하나의 특징은, 더 강한 자극원에 노출되면 더 약한 자극원에 대한 보상의 정도가 급감한다는 것이다. 여러 가지 중독을 일으키는 자극원에 대한 뇌의 반응은 기능성 자기공명영상functional magnetic resonance imaging, fMRI이나 양전자방출단층촬영 positron emission tomography, PET 을 활용한 연구를 통해 구체적으로 입증되었다. 그림 3에 이를 알기 쉽게 나타냈다. 이러한 보상의 원리는 중독에 빠진 사람이 정상적인 직업적, 일상적 활동을 수행하지 못하고 폐인이 되는 근본적인 원인이다. 중독성이 더 강한 틱톡으로 사람들이 몰리면서 이보다는 호흡이 긴 유튜브나 넷플릭스의 체류 시간이 짧아지는 현상도 같은 원리로 설명할 수 있다.

앞서 설명한 적응 현상 때문에 매우 강력한 자극원을 경험하더라도 그 보상 정도는 오래지 않아 기저 수준으로 떨어진다. 예를

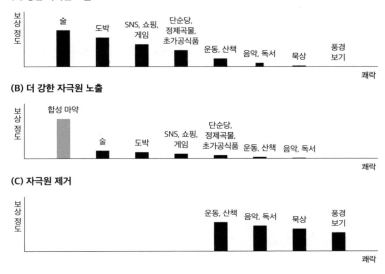

(A) 강한 자극원 노출

(B) 더 강한 자극원 노출

(C) 자극원 제거

그림 3 | (A) 일반적으로 강한 자극원을 경험할 때의 쾌락의 정도를 표시했다.* (B) 매우 강한 자극원을 경험하면(노출) 적응을 통해 기존의 자극이 주는 보상의 정도는 그 비율이 아주 낮게 조정된다. (C) 반대로 불필요한 보상 자극원을 줄여나가면 정상적인 활동이 주는 보상의 크기가 높아지는 방향으로 적응이 이루어진다. 자극원을 줄이거나 늘려도 쾌락의 총량에는 차이가 없다.

들어 합성마약인 헤로인을 정맥에 주사했을 때 받는 보상은 일상적인 삶의 즐거움과 비교하면 수십, 수백 배 차이가 난다. 그런데 적응이 일어나면 전체적으로 분비되는 도파민 총량은 어차피 기저 수준으로 회귀하고 정상적인 삶의 즐거움은 원래의 수십, 수백 분의 일로 줄어든다. 그래서 더 큰 보상(도파민)을 끊임없이 갈구하게 되며 그 결과는 절망일 수밖에 없다.

---

* 각각의 자극원과 보상 정도는 정확한 비례가 아니라 연구 결과를 바탕으로 임의로 정한 것이다.

사람이 산업화 이전부터 시간을 보내던 방법인 풍경 보기, 새와 벌레의 소리 듣기, 묵상, 독서, 악기 연주, 산책 등은 충분히 많은 보상을 주는 활동이었다. 이제는 이러한 활동으로 얻는 보상의 정도가 스마트폰이 주는 보상 강도를 이기지 못한다. SNS 게시물을 확인할 때, 메신저 알림이 울릴 때, 메일이 올 때, 새로운 동영상을 발견할 때 분비되는 도파민이 훨씬 강력하다. 결국 스마트폰 화면을 제외한 실제 세상은 흐린 흑백 화면처럼 바뀌어 보인다. 헤로인 중독자의 눈에 세상이 흑백으로 보이는 것과 마찬가지다. 업무는 따분하게 느껴지므로 직장에서의 집중력이 떨어진다. 자기를 돌보는 시간을 갖지 못한다. 여가시간이 생기더라도 뇌는 쉬지 못한다. 독서, 묵상, 운동 등의 활동이 삶에서 빠지니 신체와 정신 건강이 함께 나빠진다. 몸과 마음의 상태를 느끼는 센서가 무뎌져서 잘못된 긴장이 깃들면, 이 긴장은 다시 불필요한 스트레스 요인이 되어서 우울, 불안, 수면장애, 통증, 식욕조절장애, 만성염증과 대사질환을 초래하기도 한다. 다시 말해 고통의 총량을 늘리는 방향으로 작용한다.

결국 쾌락의 총량을 늘리는 방향으로 살고 싶다는 생각은 틀렸다. 주관적으로 느끼는 쾌락의 총량을 지속적으로 늘리는 것은 불가능하다. 소비만 늘고, 경제적으로 궁핍해져(돈이 아무리 많아도 궁핍을 느끼게 된다) 고통을 받고, 가속노화 사이클에 빠져서 더 빨리 아프고 더 오래 고생하게 될 뿐이다. 욕심은 두 배 네 배씩 늘지만 그렇게 즐겨 봐야 만족의 크기는 재조정된다. 사람은 누울 수 있는 반 평의 공간만 있어도 충분하고 하루에 2,000킬로칼로리를 소비하는 것이 전부인 생물학적 존재인데, 기하급수적 증가의 마법에 걸려버리면 아방궁을 짓고도 만족하지 못한다. 그렇게 2,000을 가지면 4,000을 만들고 싶어서 안절부절못하는 상태가 반복된다. 일찍감치 공空(변하지 않는 것은 없다는 개념)과 무소유를 이야기했던 석가釋迦는 이 진리를 현대적 분자생물학 기법이나 fMRI, PET의 도움을 받지 않고도 2000년 전에 깨달았던 것이다.

도파민 리모델링을 시작하자

반대로 이 적응 개념을 이해하면 몸과 마음에 유익하고 사회적으로도 지속 가능한 삶을 설계할 수 있다. 삶에서 어떤 자극원이 지금 도파민을 분비시키는지 알고, 해롭고 강력한 것들부터 덜어내는 식으로 '도파민 리모델링' 일지를 적어보자. 예를 들어 단것이나 술이 당긴다면 언제 당기는지, 그때의 마음은 어땠는지, 왜 그런 생각을 했는지, 그냥 목이 말랐던 것인지, 스트레스를 받았던 것은 아닌지, 당이 든 음료수나 맥주를 마시는 대신 물 두 컵을 마시고 나니 어떤 느낌이었는지 기록해본다. 같은 방식으로 잠들기 전에 유튜브 대신 책을 보면 어떤 느낌이 드는지, 지하철에서 구부정하게 스마트폰을 보지 않고 바르게 앉거나 서서 호흡에 집중하면 어떤 느낌이 드는지 등을 매일매일 간략하게 기록해보는 것이 좋다.

그러면 포털사이트나 쇼핑앱을 열고 이유없이 스크롤을 시작할 때 잠깐 멈추고 다음과 같이 생각하게 된다. '아, 내가 지금 무언가 결핍감을 느끼고 있구나. 왜 그럴까? 배가 고픈 걸까 마음이 힘든 걸까?' 인지행동치료cognitive behavioral therapy, CBT와 비슷한데, '하지 말아야지, 하지 말아야지' 하고 억누르는 것보다 이렇게 멈추고 생각하는 것이 훨씬 효과가 좋다. 억누르기만 하면 스프링을 누르고 있다가 잘못하면 튕겨나가는 것처럼 더 큰 반작용을 만들게 된다.

도파민 리모델링을 하는 데는 의외로 시간이 오래 걸리지 않는다. 며칠 내에 악순환의 고리가 약해지는 것을 느끼고, 2~3주면 일상에 변화가 꽤 생기며, 2~3개월이면 인지와 정서, 체형에 이르기까지 광범위한 변화가 생긴다. 적절한 약물 처방과 인지행동치료로 우울증 환자의 증상이 개선되는 시간과 비슷하다. 과도한 자극이 결국은 육체적, 정신적 고통을 만들고 심지어는 대사와 심혈관계에 영향을 끼치는 것에서 알 수 있듯, 삶의 요소들은 서로 연결되어 있기 때문에 한두 가지 요인만 개선해도 삶의 여러 측면에 좋은 영향을 끼친다.

개인적으로도 도파민 자극원 목록을 만들면서 일상에서 술과 커피를 줄였고 스마트폰을 덜 사용했으며 단순당, 정제곡물, 초가공식품을 덜어냈다. 그렇게 생겨난 물리적, 정신적 틈새에 이 책의 뒤에서 살펴볼 일상의 활동들을 채웠다. 그렇게 약간의 불편과 따분함을 3개월 이상 일상생활에서 실천한 결과 이전에 깨닫지 못했던 것들을 느끼고 편안하게 호흡과 자세에 집중하면서 뇌가 조금씩 회복되었다. 삶에서 쾌락을 주는 자극을 대부분 털어냈는데도 일상의 즐거움은 지속됐고, 스트레스호르몬 분비는 줄어들면서 내면의 긴장이 풀리는 것을 느꼈다. 선순환은 여기서 끝나지 않았다. 허리둘레가 줄어들고 바르게 앉고 서는 시간이 늘면서 몸통근육이 튼튼해지고 일하면서 느끼는 갖은 통증이 줄어들었다. 스마트폰 사용시간이 줄면서 업무에 집중하는 시간이 늘어난 것은 물론 인지기능이 좋아지면서 업무 효율도 향상되었다. 자연스럽게 소비가 줄어들면서 경제적으로 여유가 생기고 돈 문제 때문에 생긴 번뇌도 줄어들었다. 나를 잠식하던 스트레스의 지분이 점점 줄어든 것이다.

현대인의 뇌는
쉬는 순간이 없다

아무것도 하지 않을 때도 우리의 뇌는 쉬지 않는다. 아무 일에도 집중하지 않고 가만히 앉아서 눈을 감고 있으면 머릿속에서 쉬지 않고 여러 가지 생각 조각들이 튀어나오는 상태를 마음방황mind wandering이라고 한다. 마음이 저절로 평안해지거나 좋은 생각이 떠오르기보다는 보통 어떤 현안에 대한 걱정, 무언가에 대한 후회, 이루거나 갖고 싶은 것에 대한 욕심이 모락모락 피어나는 상황이 여기에 해당한다. 불교에서는 이를 번뇌라고 한다.

이 번뇌를 현대적으로 해석하기 위해서는 복잡적응계complex adaptive system의 개념이 필요하다. 복잡적응계는 여러 가지 요소가 상호작용해서 일부의 변화가 다른 요소도 변화시키는 비선형 시스템을 일컫는다. 어떤 상품의 가격이 오르면 시장 참여자들의 생각이 긍정적으로 바뀌면서 오히려 수요가 늘어나고 가격은 더 오르는 시장경제를 예로 들 수 있다. 앞에서 살펴본 연속적인 당부하 충격이 만드는 악순환, 도파민 자극의 다면적인 해악 역시 작은 변화가 여러 가지 구성 요소에 영향을 끼치는 비선형적이고 역동적인 복잡적응계의 사례다.

불교에서 번뇌를 일으키는 분노, 욕심, 증오 등 여러 요소가 상호작용하면서 더 크고 해로운 번뇌를 만든다고 보았듯이, 현대 의학에서도 평소에 어떤 생각을 하는지에 따라 그 사람의 사고방식이 만들어진다고 본다. 크게 자랄 수 있는 나무도 이리저리 옭아매면 분재가 되듯이, 하루 종일 반복 재생산되는 생각이 뇌 연결회로의 구조와 기능마저 바꿔놓는다. 부정적인 사고방식이 고착화되면 우울증이나 불안장애, 만성통증 등 질병마저 일으킨다.

마음의 엔트로피가 높을수록 쉬지 못한다

신경과학에서는 어떤 자극에 집중하거나 과제를 수행하는 등의 활동을 하지 않고 쉴 때 활성화되는 뇌의 영역을 디폴트모드네트워크라고 한다. PET와 fMRI의 발달로 뇌를 자세히 들여다볼 수 있게 되면서, 어떤 과제를 수행하면 오히려 혈류와 대사가 감소하는 영역이 있다는 것을 발견했다. 디폴트모드네트워크는 후방대상피질posterior cingulate cortex, 내측전전두엽피질medial prefrontal cortex, 측두두정연접부temporo-parietal junction 등으로 구성된다(그림 4-A). 그리고 시상하부hypothalamus, 편도체amygdala, 중심회색질periaqueductal gray 등과도 연결된다. 이러한 신경해부학적 구조 덕분에 디폴트모드네트워크는 몸 안팎의 자극을 뇌로 받아들이며 감정과 동기부여를 조절하고 스트레스에 대한 여러 내부 장기의 반응에도 영향을 주는 머릿속 인터페이스 또는 사고방식으로 기능한다. 또 과거의 경험, 기억과 함께 개인의 무의식적 사고체계를 형성하기도 한다. 그래서 인식의 주체를 의미하는 자아, 에고ego를 신경과학적으로 설명할 수 있는 실체이기도 하다.

이 디폴트모드네트워크는 몸 안팎에서 일어나는 정보에 바로 대응하기 위해 필요하다. 특별히 어떤 일에 집중하고 있지는 않지만 전화벨이나 메신저 알림이 울릴 것을 기대하면서 약간 긴장하고 있는 상태가 그 예다. 그런데 끊임없이 스마트폰 알림에 시달리고, 메일함이나 메신저, 웹브라우저 여닫기를 반복하는 현대인의 뇌에서는 디폴트모드네트워크가 과도하게 활성화되어 있다. 이 때문에 정작 집중해야 하는 일에는 몰입하기가 쉽지 않다. 한 가지 일에 집중하지 못하고 주의력이 분산된 멀티태스킹 상태, 즉 마음 방황 상태가 반복되면서 쉬어도 몸과 마음의 긴장이 풀어지지 않는 구조가 만들어진다. 고도의 집중력이 요구되는 과업(업무, 학업, 훈련)을 수행할 때도 집중하지 못해 실수가 늘어나는데, 이런 비효율적인 뇌 상태는 ADHD 환자의 뇌 상태와도 유사하다. 이렇게 외부 자극에는 신경이 곤두서 있으며 반대로 집중력은 떨어져 있는 취약한 상태에서, 빠르게 도파민을 분비시키는 여러 가지 자극들이 사방에서 끊임없이 유혹하면 마음방황과 피로, 집중력의 저하가 반복되는 악순환에 빠지기가 쉽다(최근 폭증하는 성인 ADHD의 진단은 이러한 환경적 변화와도 무관하지 않을 것이다).

반대로 어떤 과업에 가장 집중이 잘 되는 상태를 몰입flow이라고 한다. 적절한 동기부여와 과업의 난이도 등 여러 조건이 잘 갖춰진 상태에서 자아를 잊고 시간이 가는 줄도 모르며 해당 과업에 완전히 집중하는 경우다. 바로 디폴트모드네트워크가 가라앉은 상태, 즉 마음방황이 누그러진 상태다. 숙련도가 아주 높아야 하는 악기 연주나 스포츠 동작을 수행할 때도 몰입 상태에서는 개인이 달성 가능한 최고의 기량을 발휘한다. 현대인은 어떤 면에서 최선의 기량을 발휘할 잠재력을 스스로 파괴하고 있는 셈이다.

디폴트모드네트워크 안정화시키기

fMRI로 뇌를 연구한 결과에 따르면, 우울증이나 만성통증 등을 앓는 환자는 디폴트모드네트워크의 연결성이 일반 사람들과 다르다. 디폴트모드네트워크가 동기부여, 성격, 불안, 인지기능 등 여러 정신적 요소에 영향을 준다는 뜻이다. 그런데 마음챙김mindfulness 등의 명상을 하면 연결성이 다른 방식으로 변화하면서 디폴트모드네트워크가 가라앉는다. fMRI의 관찰 결과를 비롯한 다른 연구 결과에서도 명상이 중독이나 우울증 등 문제가 생긴 뇌를 회복시키는 데 도움이 되는 것으로 나타났다.

이처럼 디폴트모드네트워크는 자신이 그동안 경험한 생각과 느낌이 만들어낸 역동적인 함수와도 같다. 우울한 상태의 뇌는 같은 경험도 부정적으로 판단하려는 경향이 있다. 만성통증을 경험하면, 끊임없이 통증에 집중하면서 예민해진다. 같은 객관적 현상이라도 디폴트모드네트워크의 해석에 따라 주관적 경험이 달라지는 것이다. 물론 우리의 마음을 이 네트워크 하나로만 설명할 수는 없다. 아직까지도 마음은 의학과 생물학이 밝혀낸 부분이 적은 미지의 영역이다. 하지만 지금까지의 과학적 관찰 결과만으로도 마음이 갖는 복잡적응계의 특성을 고려해서 현재 마음의 엔트로피 entropy(혼란스러운 정도)를 상정하는 데는 무리가 없다.

고요하고 평안한 마음은 무언가에 집중이 잘되는 낮은 엔트로피 상태와도 같다. 디폴트모드네트워크가 고요해지는 상태다. 그런데 안정된 상태에서 항상성을 유지하던 공이 내외부의 자극 때문에 구덩이 바깥으로 빠져나가 굴러떨어지면, 곧 마음방황이 시작되고 도파민 결핍을 느끼면서 새로운 자극을 찾아 헤매는 상태로 바뀌게 된다. 마음의 엔트로피가 높은 상태다. 이런 번뇌 상태에서는 끊임없이 스마트폰 화면을 스크롤하며 화도 잘 내고 집중력도 낮다. 더 자극적인 음식이 먹고 싶고 시원한 맥주를 마시고 싶다. 하루 종일 직장에서 고생하고 퇴근길의 만원 지하철에 끼어 있는 자신의 마음을 떠올리면 좋다.

쾌락과 폭음은 이 마음방황을 잠시 달랠 수 있지만, 장기적으로

44

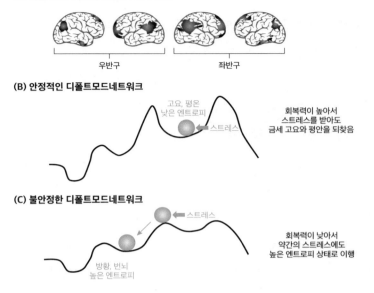

(A) 디폴트모드네트워크의 해부학적 위치

우반구　　　　　　좌반구

(B) 안정적인 디폴트모드네트워크

고요, 평온
낮은 엔트로피

스트레스

회복력이 높아서
스트레스를 받아도
금세 고요와 평안을 되찾음

(C) 불안정한 디폴트모드네트워크

스트레스

회복력이 낮아서
약간의 스트레스에도
높은 엔트로피 상태로 이행

방황, 번뇌
높은 엔트로피

그림 4 | 디폴트모드네트워크와 마음의 엔트로피

는 디폴트모드네트워크의 연결성을 더 좋지 않은 방향으로 바꾼다. 공이 고요하게 놓여 있던 구덩이가 얕아지고 좁아져서, 더 작은 스트레스에도 잘 견디지 못하게 된다. 생활습관이 디폴트모드네트워크를 병적으로 변화시켜 우울감과 불안, 통증, 분노가 따르게 된다. 자연스레 당분, 소비, 음주 등 빠른 도파민 분비를 좇게 되는 번뇌의 악순환이 이어진다.

　반대로 마음챙김 같은 명상은 마음의 회복력을 높여준다. 공이 고요하게 놓여 있던 엔트로피의 구덩이가 더욱 깊고 넓어지는 것을 상상하면 된다. 명상이라고 해서 아주 어렵고 거창한 것은 아니다. 명상의 핵심은 시종일관 노출되던 좋지 않은 자극을 줄이고, 그 해로운 자극에 노출되어 있을 시간 대신에 바로 그 순간을 느끼는 것이다. 의료인의 번아웃증후군burnout syndrome(마음의 엔트로피가 극단적으로 높아 뇌를 마비시킨 결과)을 완화하는 데 잠깐의 심호흡이 도움이 된다는 연구 결과가 있다. 만원 지하철 안에서나 지루할 정도로 느리게 움직이는 엘리베이터를 기다리면서 스마트폰을 내려놓고 호흡과 서 있는 자세에 집중하는 것부터 시작해볼 수도 있다. 처음에는 어색하고 온갖 생각이 떠오르며 스마트폰으로 자꾸 손이 가겠지만, 의식적으로 자극을 없애고 호흡과 자세를 관찰하는 연습을 하면 일상에서 명상을 할 수 있다. 거창한 자세를 유지하거나 경구를 외우는 등 복잡한 수련까지 하지 않아도 되는 것이다.

마음의 엔트로피를 낮추는 훈련은 근력운동과 비슷하다. 집중력이 떨어진 마음방황 상태에 익숙하면 몰입은 특별한 재능처럼 보일 수 있다. 하지만 지금에 집중하는 연습을 꾸준히 하면 점점 높은 수준의 정신 상태에 이르는 것을 경험할 수 있다. 근력운동을 짧은 시간이라도 매일 꾸준히 하면 몇 개월 내에 몸이 크게 변화하는 것과 마찬가지다. 반면에 마음방황을 돌보지 않고 따분함을 견디기 어려워하면 평온한 뇌 상태를 만드는 것이 점점 어려워진다. 편안히 침대에만 누워 지내면 하루에 1퍼센트 정도씩 근력이 떨어져 나중에는 운동할 힘이 없어지는 것과 같다.

몸과 마음은 연결되어 있다. 실제로 마음의 엔트로피는 더 넓은 삶의 영역과도 상호작용한다. 초가공식품과 단순당, 정제곡물 섭취에 따른 대사 및 신경학적 변화와 스마트폰 등 자극원이 주는 보상에 의존하는 현상도 디폴트모드네트워크와 영향을 주고받는다는 사실이 동물실험과 fMRI 연구 등을 통해 밝혀졌다. 일상생활을 하면서 보이는 다면적인 모습이 모두 연결되어 있다는 뜻이다. 그러므로 몸과 마음이 모두 가속노화 사이클에 빠져들어 고통받지 않기 위해서는 삶의 여러 영역을 함께 살피고 돌봐야 한다.

고통을 피하려는
본능을 이겨야 한다

장거리 달리기를 할 때 어느 정도의 거리에 도달하면 머릿속에서 많은 양의 도파민과 엔도르핀이 분비되면서 자아를 잊고 큰 보상감을 느낀다. 이 상태를 러너스하이runner's high라고 한다. 나는 8~10킬로미터 정도를 달리면 이 상태에 도달한다. 흥미롭게도 달리기를 마치고 발바닥에 큰 물집이 생긴 것을 발견하면 그제서야 통증을 느낀다. 강도 높은 신체활동에 동반되는 강화된 보상과 둔화된 진통 감각은 아마도 생존을 위해서 사냥감을 쫓거나 맹수를 피해 달려야 했던 원시 인류의 삶 때문에 자연선택된 특성일 것이다.

러너스하이라는 달리기의 큰 보상에 심취한 사람들은, 다른 사람들이 흔히 달리기를 생각하면 떠올리는 귀찮음과 고통, 때로는 부상까지도 감내하고 잘 달리기 위해 계속 연습한다. 이와 마찬가지로 사람은 어떤 목표를 이루기 위해서는 육체적, 심리적 고통이 수반되는 활동이라도 그 고통을 감내하면서 열심히 수행한다. 이 과정에서 처음에 크게 느껴지던 고통의 정도는 과업 수행의 역량이 개선되면서 점차 약해진다. 하지만 과업을 수행하는 과정에서 예상되는 고통을 뛰어넘는 감정적, 이성적 동기부여가 있어야 가능한 일이다. 그래서 '보상을 찾는 것'과 '고통을 피하는 것'을 사람의 뇌에서 일어나는 '화폐 거래'라고 한다.

보상회로와 통증회로의 기묘한 관계

보상과 동기 축의 주인공이 도파민이라면, 통증과 진통 축의 주인공은 오피오이드와 오피오이드수용체opioid receptor(M형, K형 등이 있다)다. 오피오이드는 진통 효과가 있는 아편opium과 비슷한 물질이라는 뜻으로, 엔도르핀처럼 뇌에서 자연적으로 분비되는 물질과 모르핀(아편을 정제한 물질)처럼 외부에서 인체로 투여될 수 있는 물질들을 포괄한다. 이러한 물질들이 붙어서 신호를 전달하는 수용체를 오피오이드수용체라고 한다. 생화학적으로 순수하게 오피오이드 신호를 활성화하는 물질을 사람이나 동물에 투여하면 도파민 신호까지 활성화되고, 도파민 신호를 활성화하는 물질을 투여하면 오피오이드 신호까지 활성화된다. 자극의 강도가 약한 당분, 알코올 등 식품에 중독된 경우에도 도파민과 오피오이드의 신호가 함께 움직이는 것을 볼 수 있다.

비만치료제 중에 이 두 물질의 상관관계를 활용한 알약이 있다.* 도파민 부족으로 인한 갈망은 줄이고 음식 섭취로 인해 엔도르핀 분비가 증가하는 것은 일시적으로 차단하는 원리를 이용한 약이다. 인위적으로 많은 양의 도파민에 노출되면 그 자극이 줄어들 때 따분함과 권태감을 느낀다. 마찬가지로 인위적 자극 때문에 오피오이드 축이 활성화되었다가 자극이 소실되면 통증을 느낀다. 펜타닐이나 헤로인 같은 합성마약을 남용하면 적응 현상 때문에 자극이 없을 때는 극심한 통증을 느끼고, 이 통증을 도저히 참을 수가 없어서 계속 자극원을 찾게 된다. 이러한 중독 증세는 의학적으로 작용시간이 매우 긴 오피오이드 계열 약물(메타돈 methadone)을 투여하면서 아주 천천히 하루 사용량을 줄이면 치료할 수 있다.

통증원이 있을 때 도파민 분비를 늘리는 보상을 받으면 주관적인 통증이 경감된다. 공교롭게도 도파민에 의해 생겨난 진통 효과는 도파민수용체 자체가 아닌 오피오이드수용체를 차단하더라도 사라진다. 같은 원리로 도파민수용체가 아닌 오피오이드수용체를 활성화해도 당분에 대한 쾌감은 강화되고 쓴맛에 대한 불쾌감은 약화된다. 이러한 상관관계 때문에 빠르게 보상을 주는 스마트폰이나 당분, 알코올, 쇼핑앱 등에 하루 종일 노출되면 불쾌감과 통

---

* 도파민의 신호를 지속적으로 상승시키는 부프로피온bupropion과 오피오이드 신호를 차단하는 날트렉손 naltrexone을 섞은 것이다.

증이 함께 찾아온다. 내려가는 에스컬레이터를 열심히 뛰어올라도 목적지에 닿을 수 없는 것처럼, 끊임없이 즐기고 소비하고 소유하더라도 마음의 고통은 해소되지 않는 이유가 바로 이 때문이다.

작은 고통을 피해 도망치면 더 큰 고통을 만난다

빠르고 쉬운 보상으로만 삶을 채우고 불편함과 고통이 따르는 운동과 바른 자세를 외면하면 어떤 결과가 생길까? 실제 30대 여성 환자 D를 예로 들어보자. D는 몇 달 전부터 허리와 목을 포함한 온몸의 통증이 직장에서 일을 하기가 어려울 정도로 점점 심해져 진료실을 찾아왔다. 아주 마른 체형으로, 자신의 차로 직장에 출퇴근하는 것 외에 운동은 전혀 하지 않는다고 했다. 그녀는 물만 먹어도 살이 찐다고 생각해서 극단적으로 적은 열량만 섭취하는 습관이 있었다. 20대 초반부터 끊임없이 다이어트를 반복하면서 이러한 습관이 굳어진 상태였다. 그 결과 허리뼈와 목뼈의 전만lordosis(앞으로 볼록하게 굽은 척추 배열)이 소실되었고 근력은 70대 노인과 비슷한 수준으로 현저히 떨어져 있었다. 바른 자세로 앉기가 힘들고 운동을 할 기운이 없고 시간도 없어서 운동은 전혀 할 수가 없다고 했다. 피로와 우울감을 항상 느끼고 통증은 점점 더 심해진다고도 했다. 소화 역시 잘되지 않아서 고기는 거의 먹지 않고 있었다. 주로 군것질거리로 식사를 대신했다. 직장에서 퇴근하면 아이를 돌보다가 스마트폰과 태블릿PC을 보면서 잠을 청했다. 근골격계질환을 치료하는 병의원을 찾아가서 여기저기 주사도 맞고 물리치료도 받으면서 진통제를 먹어보기도 했지만 효과는 그때뿐이었다.

D는 체중이 적게 나갔지만 체성분 측정 결과 체지방률은 상당히 높은 편이었다. 이는 한국의 마르고 젊은 여성*이 대부분 겪는 마른 비만의 전형적인 사례다. 임상적으로는 지방 대비 근육 비율이 낮은 근감소성 비만으로 진단할 수 있다. 성인기 내내 근육량과 신체기능을 유지하기 위해 전혀 노력하지 않아 극단적인 근골격계 가속노화를 경험한 것이다. 이 상태가 유지되면 긴 여생 동안 허리와 목을 치료하는 병의원의 단골이 될 뿐만 아니라 당뇨, 비알코올성지방간, 고지혈증 등의 대사질환을 일찍부터 앓을 수도 있다.

근본적인 원인은 꾸준한 운동이나 올바른 자세, 적절한 식습관 등 일상에 번거로움과 고통이 필요한 이유를 자각하지 못했기 때문이다. 앞에서 말한 D의 경우 사회적으로 개인의 성공 여부를 가늠하는 직위, 돈, 소유물 등은 직장에서 열심히 업무를 수행하기 위한 동기(도파민)로 작용했을 것이고, 그 밖에 자잘한 도파민들이 업무가 끝난 시간의 결핍을 채우는 상태였다. 하지만 정작 운동을 비롯한 자기돌봄 활동은 삶에서 빠져 있었다. 이렇게 된 데에는 어

---

* 이 글에서 남성, 여성은 성차별적 구별짓기가 아니라, 평균을 보여주는 통계 결과를 설명하기 위한 하나의 관념적 특성으로 사용한다.

려서는 공부를 잘해서 좋은 대학만 가면 되고 그다음에는 돈만 많이 벌면 된다고 생각하는 사회의 분위기도 한몫했을 것이다. 그렇게 간과된 요소들은 전반적인 삶의 기능을 일찍부터 떨어뜨린다.

20~30대의 젊은 세대에게 가속노화의 개념이나 만성질환, 신체 및 정신적 기능저하 등은 멀게만 느껴질 것이다. 당장 이번 주에 마무리해야 하는 보고서, 달마다 갚아야 하는 카드값이 급하다. 치맥은 클릭 두 번이면 배달되지만, 렌틸콩을 삶아 먹기는 귀찮고 근력운동은 생각하는 것만으로도 따분하다. 하지만 겹겹이 쌓여 있는 정신적 걸림돌을 극복해야만 일상생활을 다면적으로 개선하는 선순환을 시작할 수 있다.

이를 위해서 크게는 두 가지 접근법을 사용할 수 있다. 첫 번째는 삶에서 가속노화에 기여하는 요인들의 잠재적 해악을 이성적으로 이해하고 덜어내는 것이다. 이를 돕기 위해 지금까지 여러 가지 연구 결과를 근거로 들어 구체적으로 설명하려고 시도했다. 두 번째는 '습관회로'를 형성하는 것이다. 유익하지만 신체적, 인지적으로 불편한 것들을 편안하게 만드는 방법이다. 이를 통해 스스로의 생각과 행동을 살피는 마음의 눈이 더 또렷해질 수 있다.

노화의 재설계,
습관부터 시작하자

미혼인 30대 후반의 IT개발자 A는 장시간의 근무로 지친 상태에서, 매일 퇴근하면 맥주를 두세 캔 정도 마시고 자는 습관이 있었다. 회사가 성장하고 업무에 필요한 역량과 책임이 점점 무거워지면서 스트레스가 늘고 있었고, 퇴근 후 맥주를 마시는 습관은 A에게 유일한 스트레스 해소 수단이 되었다. 코로나19로 사람들과의 모임이 줄어들자 혼자서 마시는 술의 양이 점점 늘면서 문제는 시작되었다. 업무 의욕이 떨어지고 실수가 잦아졌으며 스트레스는 늘어갔다. 그때마다 퇴근 후의 시원한 '혼술'은 더 공고한 습관으로 자리 잡았다.

어느 순간 자기효능감마저 떨어지면서 우울감이 심해지는 번아웃이 찾아왔다. 이러다가는 큰일 나겠다는 친구의 권유로 A는 나의 진료실을 찾아왔다. 혈압과 요산, 고지혈증 수치가 모두 엉망진

창이었다. 가속노화 사이클이 활발하게 돌아가면서 몸을 망가뜨리는 것이 분명했다.

그런 그가 지난 2년 동안 유지해온 퇴근 후 음주습관을 단 하루만에 버리는 데 성공했다. 스트레스와 질이 낮은 수면, 장기간의 좋지 않은 식습관과 알코올 섭취 때문에 위험할 만큼 높아졌던 혈압도 점점 정상화되었다. 몇 주가 지나면서 집중력과 업무 효율성도 스스로 느낄 만큼 개선되었고 자기효능감도 회복했다. 이러한 변화는 선순환을 일으켜 그는 이전에는 생각지도 않던 운동을 하기 시작했다.

의사들조차 생활습관을 개선하기가 어렵다고 이야기한다. 술이나 당분을 끊고 운동을 꾸준히 하는 등 습관을 바꾸는 일은 애초에 사람에게 기대하기 어려우니까, 질병이 생기면 약을 쓸 수밖에 없다고 생각한다. 그렇다면 A는 어떻게 하루만에 오랫동안 고착화된 습관을 바꿀 수 있었을까?

잘못된 습관을 강화하는 보상부터 파악하라

먼저 자각해야 한다. 현재 겪고 있는 문제와 이를 해결하지 않았을 때 예상되는 결과 그리고 해결했을 때 개선되는 점을 구체적이고 현실적으로 깨달아야 그동안 살아온 관성을 이기고 삶의 방향을 전환할 수 있다. A는 혈압이나 혈액검사 수치의 의미를 명확하게 이해했고, 생활습관이 가져오는 가속노화 사이클에 관한 설명을 들었다. 그 결과 현재의 음주습관을 개선해야 자기효능감을 높이고 정신적, 신체적 기능을 모두 향상시킬 수 있겠다는 태도가 형성되었다.

그다음에는 나쁜 습관회로를 없애고 좋은 습관회로를 만들어야한다. 사람의 뇌에는 중독회로와는 별도로 습관회로가 있다. 이 습관회로는 단순화하면 '신호→회로 작동, 행동→목표, 보상'으로 구성된다(그림 5-A). 집에 들어서자마자 맥주를 마시는 습관을 예로 들면, 신호에는 직장과 퇴근길의 스트레스, 퇴근길에 접하는 맥주 광고, 여섯 시를 알리는 시곗바늘(파블로프의 조건반사 수준의 습관이 형성되기도 한다), 저녁 시간의 배고픔과 목마름 등이 모두 포함된다. 이 신호에 따라 냉장고에서 맥주를 꺼내 마시면 도파민과 엔도르핀이 분비된다. 사람은 갈증이 있을 때 수분을 섭취하는 것만으로도 보상을 느끼는데, 이 보상이 알코올이 주는 보상과 합쳐져 더 큰 만족감을 얻게 된다. 이렇게 해서 퇴근 후의 맥주 한 잔은 강력한 습관회로로 자리 잡는다.

습관회로가 유지될 만큼의 목표(이성)나 보상(본능)이라는 연료를 제거하면 습관은 버릴 수 있다(그림 5-C). 회로는 사람마다 다르게 구성되기 때문에 스스로 생각과 행동을 쪼개어 분석해야 한다. A에게는 구체적으로 '긴 시간 일을 한 후에 맥주를 마시고 바로 쓰러져 잔다'라는 목표가 있었다. 이렇게 자고 나면 다음 날 일찍 일어나서 일할 수 있다는 믿음이 있었다. 그러나 술을 마시고 잠들면

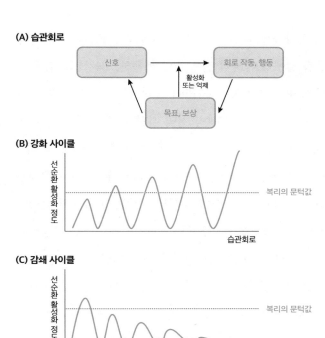

(A) 습관회로

신호 → 회로 작동, 행동

활성화
또는 억제

목표, 보상

(B) 강화 사이클

선순환 활성화 정도

복리의 문턱값

습관회로

(C) 감쇄 사이클

선순환 활성화 정도

복리의 문턱값

습관회로

그림 5 | (A) 습관회로의 개념도.* (B), (C)는 습관회로를 만들거나 없앨 때 사용할 수 있는 양성 되먹임 positive feedback과 음성 되먹임negative feedback의 개념을 모식도로 나타낸 것이다.

수면 구조가 정상적으로 지속되지 않고 마디마디 끊어지면서 적절한 렘수면rapid eye movement sleep, REM sleep이 이루어지지 않아 다음 날 인지기능과 업무 효율은 더 떨어진다.

가장 주요한 습관회로의 원동력을 파악했으면 이를 이용해서

* 찰스 두히그Charles Duhigg, 강주헌 옮김, 《습관의 힘The Power of Habit》, 갤리온, 2012; Wood W, Rünger D, "Psychology of Habit", *Annual Review of Psychology*, 2016;67:289-314.

이 회로를 명확하게 약화시킬 수 있다. A에게 알코올 금단증세를 줄이는 약물을 집에 도착하기 전에 소량 복용하도록 했고, 집에 도착해서는 잠시 쉬다가 바로 잠자리에 들게 했다. 이렇게 술 없이 처음 며칠을 지내는 데 성공하면, 저녁 시간을 채울 더 나은 활동들을 구상하고 실천하면서 약의 복용량을 점점 줄여나갈 수 있다.

습관회로를 유지하는 연료는 사람마다 다르다. 그래서 인지행동치료에 따라 그 회로가 어떻게 형성되어 있는지 자세히 들여다보고, 상황에 따른 행동을 분석해서 반사적인 행동들을 교정해나가야 한다. 나 역시 술을 즐기는 편이었는데, 매년 2~3개월 동안 금주를 하기는 했지만 오랜 기간 술을 아예 끊어버리지는 못하고 있었다. 술을 조금만 마셔도 다음 날 아침이 되면 조금이나마 인지 기능이 떨어지는 듯한 느낌이 들기도 했다. 술 취한 원숭이 가설 drunken monkey hypothesis(과실 등에 포함된 자연상태의 알코올을 유인원 시절부터 즐겨 먹었을 것이라는 가설)을 접하면서 알코올을 좋아하는 것이 당 중독과 별다를 게 없다는 생각에까지 이르렀다. 그러다가 마침 운동을 해서 땀을 많이 흘린 직후 갈증이 나서 맥주 한 캔을 원샷하는 평소 습관과 달리, 330밀리리터짜리 액상 유청단백질 한 컵을 벌컥벌컥 마시다가 순간적으로 깨달았다. 나에게는 갈증이 '신호'였고 갈증의 해소가 '보상'이었던 것이다. 그 후 운동을 하거나 퇴근한 다음에는 갈증을 느끼지 않을 만큼 시원한 물을 충분히 마시는 것만으로도 맥주에 대한 갈망이 사라졌고 금주 상태를 장기간 유지했다.

행동 자체가 습관을 강화시키므로 실제 행동으로 이어지지 않게 장애물을 만드는 것도 좋다. 예를 들어 술을 끊어야 한다면 술이 눈에 보이지 않게 치우고, 술을 마셔야 하는 자리에는 되도록 가지 않아야 한다. 그러나 습관회로가 살아 있으면 장애물을 만들어도 소용이 없기 때문에 장애물이 강제적이며 단독적인 수단이어서는 안 된다. 습관을 없애기 위해서는 자각, 태도에 따른 이성의 힘, 장애물 등 모든 가용자원을 다차원적으로 동원하는 것이 좋다.

찰스 두히그의 《습관의 힘》은 다양한 과학적 관찰과 사례 연구를 통해서 좋지 않은 생활습관들을 버리고 더 나은 습관을 형성할 수 있는 아이디어들을 제공해 일독의 가치가 있다. 개인적으로는 그의 책에서 다음 각주가 몹시 인상적이었다.

"흡연, 알코올 중독, 폭식 등 몸에 깊이 밴 습관은 치열하게 노력하지 않고서는 고치기 쉽지 않다. …… 하지만 습관의 메커니즘을 파악하면 우리는 새로운 행동을 상대적으로 쉽게 몸에 익히게 하는 지혜를 많은 곳에서 구할 수 있다. …… 하지만 혼자 힘으로도 습관의 변화를 끌어내기 위해서는 습관적 행동을 자극하는 신호와 열망과 보상을 알아내서, 자기 파괴적인 반복 행동을 건설적인 행동으로 대체할 방법을 찾아내야 한다. 이때 자신이 어떤 이유에서 반복 행동을 바꿔야 하는지 완전히 깨닫지 못하더라도 마찬가지다. 습관적인 행동을 유발하는 신호와 열망을 알아내더라도 그 행동이 하루아침에 사라지지는 않지만, 그 패턴을 바꿔갈 방법을 계획할

실마리는 찾아낸 것이다."

불편한 것을 편안하게, 좋은 습관을 만드는 과정

많은 사람이 좋은 습관 만들기는 아예 포기하고 직장이나 가정에서 강제로 부과되는 의무들만 가까스로 해내는 것 같다. 근감소증을 앓고 있는 환자들조차 근력운동은 너무 귀찮고 하기 싫다고 이야기하는 경우가 많다. 어떤 신체활동을 하는지 물어보면 대부분 "그냥 하루에 30분에서 1시간 정도 걸어요"라고 대답한다. 특히 여성들은 젊더라도 근육에 신경을 쓰지 않는다. 오히려 체중이 늘거나 다리가 두꺼워진다고 걱정하면서 근육이 빠지는 방향으로 생활습관을 설계해 장기간 유지한다. 그 결과 허리, 목, 어깨가 아프고 제대로 앉기도 어려울 정도로 근육이 부족한 경우가 많다. 그대로 두면 나중에는 걷기조차 힘들 만큼 근육이 노쇠한 상태로 오랫동안 살아가야 한다. 노년내과 의사 눈에는 지금의 생활습관을 앞으로 10년, 20년 이어갔을 때의 척추 상태가 선하다.

신체기능이 자신의 몸에 중요한 요소라고 자각하는 것이 시작이다. 신체기능이 좋으면 삶의 큰 스트레스도 견뎌낼 역량이 생긴다. 만약 신체기능에 문제가 생기면 그 자체로 일상생활이 어려워지는 것은 물론 평소에 중요하게 생각하는 삶의 다른 요소들에서 악순환을 만들어낼 수 있다고 자각해야 한다. 심하게 아파보기 전에는 아무리 이야기해도 잘 깨닫지 못하는 것이 사람의 본성이기는 하다. 이 책을 읽으면서 어떤 부분을 챙겨야 오랫동안 건강하고 편안하게 살 수 있는지 깨닫기를 바란다.

그다음에는 습관회로를 만들어야 한다. 운동을 아주 높은 우선순위로 두고 지속 가능한 습관으로 만드는 방법을 설계해야 한다. '퇴근하고 집에 가면 피곤해 죽을 것 같아서 누워서 유튜브를 보다가 잠드는' 습관이 형성되어 있는 경우가 많다. 이러한 습관이 고착화되면 체력이 점점 떨어지고 몸에는 딱딱한 관절과 지방조직만 남는다. 반대로 조금이라도 제대로 된 운동을 습관으로 만들면 선순환이 싹트기 시작한다. 하루 15~20분이라도 스마트폰 달력 앱에 일정을 등록하고 간단한 맨몸운동이라도 시작해야 한다. 홈트레이닝이 잘 안 되는 이유는, 집이라는 장소가 '집에서 누워서 유튜브를 보다가 잠드는' 습관회로의 환경적 신호이기 때문이다. 이런 경우에는 바로 운동을 할 수 있게 방의 환경을 약간 바꾸면 도움이 된다.

저녁에 지친 상태에서는 자아가 고갈되어 운동할 수 있게 이성이 힘써줄 것을 기대하기 어려울 수 있으므로 직장에서 점심시간을 활용하는 것도 방법이다. 이마저도 도저히 불가능한 상황이면 몸 상태를 회복하기 위해 휴가라도 써서 단기간 집중적으로 재활해야 할 수도 있다. 2~3주 정도 거의 매일 반복하면 생활의 여러 요소가 빠르게 개선되는 경험을 할 수 있다. 또한 해낼 수 있는 운동 강도가 점차 높아지면서 도파민과 엔도르핀이 점점 많이 분비

된다. 사람마다 차이가 있지만 이렇게 4~6주를 유지하면 습관회
로의 재생산지수가 복리의 문턱값을 안정적으로 넘기고 습관으로
자리 잡는다.

　이렇게 만들어진 습관은 불필요한 회식에 참석하지 않고 퇴근
후에 맥주를 마시지 않기 위한 좋은 닻 역할을 해줄 것이다. 또한
이렇게 생활습관을 점검하고 재편성할 역량을 키우는 것은 이제
살펴볼 내재역량을 쌓아나가는 데 아주 중요한 도구가 된다.

삶의 내재역량이 높아야
노화의 가속도를 줄인다

항상성이라는 개념이 있다. 사전적으로는 '생체가 여러 가지 환경 변화에 대응하여 생명 현상이 제대로 일어날 수 있도록 일정한 상태를 유지하는 성질'을 뜻한다. 항상성을 유지하지 못하면 생존하기 어렵다. 항상성 제어 체계 덕분에 우리 몸에서는 생존하는 데 필요한 매우 다양한 변수가 아주 좁은 오차범위 내에서 최적의 상태로 유지되고 있다.

항상성과 관련된 변수로는 들어오고 나가는 에너지(칼로리)의 차이, 수분의 섭취와 배설, 심장의 출력 조절, 체온, 전해질, 혈당과 포도당 합성, 장운동의 속도, 운동기능을 유지하기 위한 신경전달물질의 균형, 수면 패턴 등 의학적으로 측정하고 관리할 수 있는 것만 하더라도 수백 가지가 될 것이다. 분자생물학적 스케일에서 관찰할 수 있는 변수도 무궁무진하다. 생명체는 지구의 자연환경에서 생존할 수 있도록 수많은 변수를 '알아서' 조절하는 시스템을 유전자로 물려받아 생명을 유지하는 셈이다. 체내에 있는 작은 기관 하나만 고장이 나도(예를 들어 체내 수분 함량의 균형을 조절하는 아주 작은 뇌하수체pituitary gland의 뒷부분이 고장 나면) 치료를 받지 않으면 며칠 만에 사망에 이를 수 있다.

놀랍게도 어떤 질병에 걸리기 전에는 대부분의 사람이 이런 변수가 존재하고 있는지조차 의식하지 못한다. 벽의 스위치를 누르면 방에 불이 켜지고, 수도꼭지를 돌리면 물이 나오며, 시간표에 따라 지하철이 운행된다는 사실을 대부분의 사람이 인식하지 못하고 있는 것과 마찬가지다. 사람들은 이러한 현대적 기적의 중요성을 어떤 사건이나 사고가 터졌을 때만 잠시 깨닫는다.

스트레스를 감당하는 몸은 무엇이 다른가?

항상성을 뜻하는 영어 단어 homeostasis에는 상태를 의미하는 -stasis(스타시스)라는 어미가 붙는데, 이 어미는 정지·안정 상태를 뜻한다. 이 때문에 항상성 개념은 다소 정적으로 들린다. 하지만 여러 가지 변수들이 작용하더라도 겉으로 보기에 일정한 상태가 유지되는 것은 다양한 방향에서 주어지는 힘이 시시각각 변하면서도 균형을 만들어내기 때문이다. 어느 한 시점의 환율이 글로벌시장의 흐름, 국내의 장기적 인구구조 변화, 거시경제 변화를 고려한

(A) 스트레스가 내재역량이 감당할 수 있는 범위인 경우

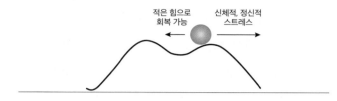

(B) 스트레스가 내재역량이 감당할 수 있는 범위를 넘는 경우

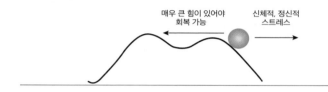

그림 6 | (A) 내재역량이 감당할 수 있는 범위의 스트레스라면 적은 노력(낮은 알로스타틱부하)으로도 시스템의 항상성을 유지할 수 있다. (B) 하지만 감당할 수 없는 범위라면 실제 스트레스의 크기는 같더라도 항상성을 유지하기 위해서는 매우 큰 힘(높은 알로스타틱부하)이 든다.

미래의 투기적 수요 등 온갖 사회경제적 요인이 만들어낸 힘의 균형인 것과 마찬가지다. 이런 의미에서 역동성을 강조한 동적항상성homeo-dynamics이라는 용어를 사용하기도 한다.

스트레스가 동일하더라도 해당 시스템의 상태에 따라 항상성을 유지하기 위해 필요한 노력의 정도가 크게 달라질 수도 있다. 이런 개념을 '안전마진safety margin'으로 설명한다. 그림 6과 같은 분화구 모형을 통해 이해해보자. 그림 6과 같은 특성은 생체의 항상성뿐만 아니라 금융시장, 기후변화, 교통정체 등 복잡적응계의 양상을 띠는 많은 시스템에서 관찰된다. 그림에서 알로스타틱부하allostatic load는 생체가 스트레스에 대응하기 위해 들이는 노력의 총합을 의미한다. 항상성이라는 단어의 앞부분인 homeo가 '같음'을 뜻한다면 그것을 '다름'을 뜻하는 allo로 바꾼 용어다. 변화에 대응하는 것이다. 그림 6에서 오른쪽으로 밀어내는 힘의 화살표 길이가 같은 것은 주어지는 스트레스의 크기는 같다는 뜻이다. 그러나 알로스타틱부하의 정도가 다르므로 공을 가운데로 끌고 가서 항상성을 회복시키기 위해 B에서는 A에 비해 더욱 큰 힘이 들게 된다.

흥미롭게도 생체라는 복잡적응계에서는 안전마진을 '내재역량'으로 설명할 수 있다. 의자에 똑바로 앉아 있으려면 50 정도의 자세 유지 근력이 필요하다고 가정하자. 평소 근력이 51밖에 되지 않는다면(안전마진 1) 며칠만 침대에 누워 있어도 근력이 떨어져서 의자에 앉아 있기가 어려울 것이다. 평소 의자에 똑바로 앉아 있을 때 사용하던 자세 유지 근력이 49로 떨어지면, 이때부터는 자연스러운 근력의 유지보수 활동이 소실된다. 이 때문에 의자에 앉을 수조차 없어 기능 회복을 위해 재활이 필요하며 거기에는 아주 많은 노력을 들여야 한다. 이런 경우를 낮은 내재역량 상태라고 할 수 있다. 반면에 평소 근력이 90이라면(안전마진 40) 병치레하느라 근력이 80이 되더라도 의자에 앉지 못할 정도가 되지는 않는다. 또한 원래 생활습관과 운동습관을 유지하면 머지않아 근력을 원래대로 회복할 수 있다.

체중도 마찬가지다. 사람은 성능이 좋은 에너지 균형 제어 장치를 가지고 태어난다. 하루에 2,000킬로칼로리를 먹는 경우 1년치 섭취열량은 73만 킬로칼로리다. 여기에서 10퍼센트를 더 먹어도 총섭취열량은 80만 3,000킬로칼로리로, 이 추가로 섭취한 열량을 지방조직의 단위질량당 열량으로 환산하면 8.1킬로그램이 된다. 하지만 음식을 가리지 않고 자유롭게 식사를 해도 체중이 이 정도로 많이 늘어나지는 않는다. 음식을 많이 먹으면 지방세포와 근육의 열 생산이 증가하며 식욕을 제어하는 호르몬도 적절히 대응해 이후에 섭취하는 식사량은 자연히 줄어든다. 반대로 며칠 동안 에너지 섭취를 줄이면 체중은 줄지 않으면서 몸의 발열이 감소하고 식욕을 제어하는 호르몬과 신경회로의 균형이 바뀌면서 음식을 더 찾게 된다. 자연상태의 에너지 균형 폭을 감당할 수 있게 내재역량을 갖도록 진화한 제어 장치 덕분이다.

자연상태에는 초가공식품이나 정제곡물, 단순당이 없으므로, 유전적으로 대사 균형 조절에 큰 문제가 없다면 평균적인 성인은 어느 정도의 체중을 유지한다. 하지만 지금처럼 자연적으로는 존재하지 않는 강력한 당부하의 폭탄을 외부에서 계속 투하하면서 신체활동도 하지 않으면, 과잉에너지를 태우는 발열기전이나 높은 혈당을 저장하는 인슐린 신호체계가 고장 난다. 그 결과 에너지 균형을 유지하는 내재역량이 감소하면서 그림 6-B와 같은 상태가 된다. 의학적으로는 이 상태를 '보상기능상실decompensation'이라고 한다. 낙타 등에 끊임없이 짚단을 쌓다 보면 지푸라기 하나만 더 올려도 낙타 등이 부러질 수 있는 순간이 오고 만다. 과잉에너지 섭취가 안전마진을 넘기면 어느 순간부터는 식욕이 조절되지 않고 발열기전 역시 작동하지 않아 체중이 급격히 불어난다.

항목	점수	항목	점수
배우자의 죽음	100	직장 내 직책 변화	29
이혼	73	자녀의 출가	29
부부 간의 불화, 별거	65	시댁 식구들과의 갈등	29
법정 구속	63	개인의 특별한 성취	28
가족의 죽음	63	배우자의 맞벌이 시작, 정리	26
신체적 상해, 질병	53	생활 환경의 변화	25
결혼	50	습관 개선	24
해고	47	상사와의 갈등	23
배우자와의 재결합	45	이사	20
은퇴	45	업무시간·환경 변화	20
가족의 건강 문제	44	전학	20
임신	40	취미의 변화	19
성 문제	39	교회 활동 변화	19
식솔 증가	39	사회활동 변화	18
업무 재조정	39	소소한 담보나 대출	17
재정상태 변화	38	수면습관 변화	16
친한 친구의 죽음	37	가족 모임 횟수 변화	15
이직	36	식습관 변화	15
배우자와의 말다툼 증가	35	휴가	13
거액의 담보나 대출	32	주요 명절	12
담보 대출 압류	30	가벼운 법률 위반	11

표 1 | 사회재적응평가척도

이런 내재역량의 개념은 일찍이 정신의학 분야에서 회복탄력성
resilience이라는 이름으로 제시되었다. 홍강의 교수 등이 홈즈-라헤
스트레스 지수the Holmes and Rahe stress scale를 번안한 사회재적응평가척
도social readjustment rating scale, SRRS(표 1)와 연관시켜 살펴보자. 대략적으
로 지난 1년 동안 표 1의 스트레스에 해당하는 항목의 점수를 합해

총점이 300점 이상이면 스트레스가 높은 상태이며 신체 및 정신적 문제를 초래할 가능성이 80퍼센트에 이른다. 150~299점인 경우에는 중간 정도의 스트레스로, 신체 및 정신적 문제를 초래할 가능성이 50퍼센트다. 한 사람의 회복탄력성은 일정하다는 가정하의 이야기일 것이다. 회복탄력성이 무척 낮은 사람이라면 총점이 50점만 되더라도 신체적, 정신적 문제를 경험할 가능성이 크다. 이런 개념을 이해하고 스스로가 얼마나 많은 스트레스를 받으면서 살아가는지를 자주 살펴보는 것이 좋다. 스트레스를 견디기 위한 시도로 하는 활동이나 생활습관이 또 다른 스트레스가 되는 것은 아닌지도 생각해봐야 한다.

센딜 멀레이너선Sendhil Mullainathan 등이 집필한 《결핍의 경제학 Scarcity》에서는 이 내재역량을 '대역폭bandwidth'으로 설명한다. 이는 심리적 내재역량의 총합이 100이라고 했을 때, 경제적, 시간적 궁핍이 이 내재역량의 대부분을 채워버리면 근시안적이거나 비이성적으로 의사결정할 수 있다는 개념이다. 한마디로 말하자면 사용할 수 있는 인지능력에는 한계가 있다는 뜻이다. 《결핍의 경제학》에 따르면, 각 개인의 내재역량 총합의 크기에는 별 차이가 없기 때문에 경제적 궁핍 등으로 내재역량이 잠식된 사람들은 지속적으로 근시안적 의사결정을 하는 경향성이 생길 수밖에 없다.

내재역량을 점유하는 스트레스 요인은 자각과 습관회로의 재설계 과정을 통해 조정할 수 있다. 내재역량 자체도 생활습관을 어떻게 만드는지에 따라서 조절할 수 있다. 적절한 근력운동을 지속적으로 수행하면 당부하를 견디는 대사체계의 내재역량이 개선된다. 이처럼 사람의 전반적인 내재역량을 충분히 키워낼 방법들이 있다. 오랫동안 인지활동을 한 고학력자는 뇌위축이 상당히 진행되더라도, 치매 진단에 사용되는 인지기능 검사에서는 별다른 문제가 발견되지 않는 경우가 많다. 인지 영역의 내재역량이 높은 것이다. 마찬가지로 심리적 내재역량이 보통 사람의 2배인 사람이라면 사회재적응평가척도의 총점 250도 견딜 수 있는 셈이다.

현대사회에서는 신체적, 정신적 스트레스를 스스로 만드는 경우가 많다. 굳이 필요하지 않은 요인들로 내재역량을 잠식하는 것이다. 초가공식품, 단순당, 술, 담배 등을 즐기는 것, 스마트폰을 손에서 놓지 않는 것 등 타고난 뇌의 보상체계가 유지되지 못하도록 인위적인 자극원을 쏟아붓는 모든 일이 여기에 해당한다.

테일러 시스템이 만들어낸 반복 작업이나 관료제와 전문화가 만들어낸 업무영역의 세분화도 마찬가지다. 업무가 파편화되고 반복되면 자본의 생산성을 높이고 관리하기는 쉽지만, 노동자의 정신적, 육체적 건강은 소모된다. 어떤 사람은 하루에 8시간 동안 똑같은 작업을 반복하고, 어떤 사람은 근골격계가 견딜 수 없을 정도로 가만히 의자에 앉아 있어야 한다. 또 다른 사람은 8시간 동안 같은 자세로 서 있어야 한다. 이런 스트레스가 기저에 상당히 깔려 있으면 약간의 스트레스만 추가되어도 내재역량이 낮아지고 신체적, 정신적 고통을 겪는다.

관리하기에 따라 낮은 내재역량도 끌어올릴 수 있다

신체적, 정신적인 내재역량은 시간이 지날수록 노화가 축적됨에 따라 조금씩 낮아진다. 체내에 구조적, 기능적으로 눈에 보이지 않는 고장 난 부분이 많아지면 스트레스를 견딜 여력이 줄어들기 때문이다. 이것을 의학적으로 노쇠frailty* 현상이라고 한다. 노쇠 정도는 고장 난 부분의 분율을 측정해서 확인한다(예를 들어 100가지 기능 항목을 측정해서 10가지가 고장이 나 있으면 노쇠지수는 0.1이다). 보통은 주요한 부분 중에 4분의 1 정도가 고장 나면(노쇠지수 0.25) 내외부에 아주 작은 스트레스만 받아도 파국적인 상황이 일어날 수 있기 때문에 노쇠가 유의미하게 진행된 것으로 본다. 노인의학에서는 이 노쇠 정도가 생물학적 나이, 즉 일생 동안 축적된 노화의 정도를 반영하는 것으로 생각한다. 한편으로 내재역량이 기능을 양positive의 관점에서 평가하는 것이고 노쇠지수는 기능을 음negative의 관점에서 평가하는 것이라면, 단순하게는 인구 평균의 내재역량을 1-노쇠지수(예를 들어 노쇠지수가 0.25인 사람의 내재역량은 1-0.25인 0.75이다)라고 할 수 있다.

하지만 모든 사람의 노쇠지수와 내재역량을 합한 값이 1이 되는 것은 아니다. 노쇠지수와 달리 내재역량을 수치화하는 것은 상

---

* 허약, 취약 등으로도 불리며 속도의 의미를 가지는 노화aging, 특징적인 분자생물학적 변화를 의미하는 세포노화cellular senescence와는 다른 개념이다. 노쇠 정도는 긴 시간 동안 노화가 쌓인 결과를 의미한다. 노화가 한 시점의 속도라면, 노쇠 정도는 긴 시간 동안의 총 누적 이동거리라고 할 수 있다.

당히 까다롭다. 예컨대 차량의 안전도를 평가하는 항목이 100개라고 하자. 여기서 고장 난 부속이 10개면 노쇠지수가 0.1이고, 25개에 이르면 안전한 운행이 어렵다는 뜻이다. 하지만 이 수치가 그 차량의 기능적 역량을 완전히 반영하지는 못한다. 트럭과 버스, 승용차, 스포츠카 등이 가진 기능적 특성을 생각해보면 된다. 트럭은 운반과 적재 성능이 스포츠카에 비해 월등히 높고, 스포츠카는 가속 성능과 최대속력, 선회력 등 주행 성능이 월등히 높다. 차종의 특성에 따라 내재역량의 기능이 다른 것이다. 이때 트럭과 스포츠카의 내재역량을 숫자 하나로 비교하는 것이 가능할까? 운반과 적재 성능만으로 평가하면 스포츠카가 억울하고 주행 성능으로 평가하면 트럭이 억울하다. 두 가지 평가 기준을 같은 비율로 섞으면 트럭이나 스포츠카의 특정 성능이 평가절하될 수 있다. 그래서 노쇠지수는 정량화를 통한 연구가 활발히 이루어지고 있지만, 내재역량은 노쇠지수의 정량화 방법을 어느 정도 차용해서 반*정량적인 방법을 따르는 경우가 많다. 따라서 내재역량은 노쇠지수처럼 정량적으로 비교하기보다는, 개별 요소의 특성과 개인차를 고려해 생애주기의 궤적을 관리하고 부족한 부분을 계발하는 것이 바람직하다.

자동차는 완벽하게 정비를 하더라도 처음 공장에서 출고된 상태의 역량을 넘어서기 어렵다.* 하지만 사람은 어떻게 계발하고

---

* 성능을 대폭 개조하는 것은 논외로 한다.

관리하느냐에 따라 꾸준히 내재역량을 증진시킬 수 있을 뿐 아니라 기능적으로 노쇠하는 시기도 늦출 수 있다. 그래서 어떤 사람에게는 일생 동안 내재역량의 최대치가 1.5나 2, 3이 될 수도 있고, 이 중에서 일부분이 고장 나더라도 1 이상을 유지할 수 있다. 앞에서도 말했듯이 신체활동과 인지활동을 끊임없이 수행해서 내재역량 전반을 높게 유지하는 사람은 아밀로이드 신경병변이 상당히 축적amyloid deposit(치매를 일으키는 병리적 변화)되며 뇌가 많이 쪼그라들더라도 외부적으로 드러나는 기능은 비교적 정상인 경우가 많다. 반대로 전반적 내재역량을 낮게 유지하는 사람이라면 아주 미미한 뇌 병변만 발생해도 일상생활을 온전히 수행하기 어렵다. 안타깝지만 임상적으로 치매로 진단할 만한 상태인 경우도 있다. 이제 이러한 내재역량의 궤적과, 그 궤적을 높게 유지하기 위한 생애주기 건강활동들의 개념과 방법에 대해 살펴보겠다.

성공적인 나이 듦을 위한
네 가지 기둥

지금까지 삶을 이루는 여러 영역, 곧 도메인domain이 서로 영향을 주고받는다는 사실을 강조했다. 사고체계(디폴트모드네트워크)나 에너지대사체계, 근골격계 등은 세부 도메인subdomain 간의 상호작용을 통해 결정되는 일종의 복잡적응계다. 나아가 이러한 상위 도메인들이 상호작용해서 생명체 전체라는 거대한 복잡적응계를 형성한다. 그리고 이 거대한 복잡적응계 전체의 알로스타틱부하를 가늠할 방법이 바로 내재역량이다.

내재역량의 주요 도메인*으로는 이동능력locomotion, 인지cognition, 정신적 행복psychological well-being, 활력vitality, 감각기-시청각 sensory-

---

* 도메인을 분류하는 방법은 생애주기의 어떤 측면을 더 강조하느냐에 따라 달라질 수 있다. 예를 들어 노인의학 진료에서는 흔히 질병·약제, 신체기능, 인지기능, 정신건강, 영양, 일상생활 수행능력, 사회자원 등의 도메인을 평가한다.

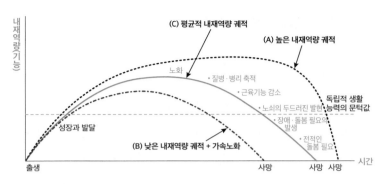

그림 7 | 생애주기에 따른 내재역량 궤적

visual and hearing, 사회적·물리적 환경social and physical environment 등이 있다. 이 도메인들을 정량적으로 평가해서 합산하고 한 사람의 출생부터 사망까지를 시간-기능 축으로 그려보면 그림 7과 같은 곡선을 얻을 수 있다.

C곡선의 평균적 내재역량 궤적을 A곡선처럼 만드는 것은 생애주기적 노화지연을 놀라울 정도로 구현하는 것이다. 반면에 A곡선처럼 살 수 있는데도 군이 B곡선을 만들어내는 것은 가속노화를 구현하는 것이다. 노화의 곡선을 자신이 그려나갈 수 있고, 그 결정 요인들이 이동능력, 인지, 정신적 행복, 활력 등인 것을 깨달았다면 불로장생을 바라던 수많은 권력자가 술과 쾌락으로 점철된 가속노화의 악순환을 만들며 살지는 않았을 것이다. 오히려 정갈한 습관과 마음가짐으로 좀 더 나은 의사결정을 했을 것이다.

삶을 이루는 요소, 도메인은 모두 연결되어 있다

많은 사람이 개별 도메인에서 발견된 문제를 해결하면 내재역량이 개선된다고 오해한다. 체중과 근육이 계속 줄어드는 사람에게 단백질을 더 섭취하라고 권유하는 것 등이 그 예다. 물론 단백질을 먹으라는 것도 맞는 말이지만, 체중과 근육이 계속 줄어드는 이유는 그뿐만이 아니다. 그동안의 진료 경험에 비춰보면 도메인들의 불균형은 서로 연결되어 있기 때문에 한 도메인의 문제가 쌓이면 다른 도메인의 문제로 파급되어 발현되는 경우가 많았다.

힘이 없고 체중이 줄어들며 스스로 치매가 걸린 것 같다고 진료실을 찾아온 중년 여성 C가 있었다. C는 늘 예민한 상태로 긴장을 하고 있었으며 불면증을 겪고 있었다. 하루 6시간을 넘게 자지 못했다. 조금만 먹어도 배가 아픈 느낌이 들었고 식욕은 항상 떨어져 있었다. 특히 고기는 소화가 잘되지 않는다고 했다. 하루 30분 정도 걷는 것이 운동의 전부였다. 이뿐만 아니라 지난 3년 동안 매사에 기력이 없고 집중력이 떨어지고 건망증이 심해지자, 조기 치매가 걱정되어 다른 병원을 찾았다가 경도인지장애 판정과 함께 '뇌영양제'를 처방받았다고 했다. 뇌영양제를 먹기 시작하면서 식욕은 더 떨어지고 신경이 더욱 곤두선다고 했다. 배가 아파서 소화제를 추가로 처방받고 나서는 변비가 극도로 심해졌다. 기본적인 혈액검사나 뇌사진에서는 특별한 문제가 없지만, 추가 혈액검사 결과 비타민 D 수치가 낮은 상태였다.

이런 경우 겉으로 가장 두드러지게 드러난 증상인 인지기능저하나 소화장애를 치료하는 것은 문제의 근본적인 해결 방안이 되지 못한다. 충분한 면담과 그동안의 진료 이력을 살펴보면 그 기저에는 C의 만성적인 긴장과 스트레스가 우울감과 예민도를 높이고 (디폴트모드네트워크의 변화) 있었다. 이 때문에 소화기계가 정상적으로 기능하지 못해서 영양을 제대로 섭취하지 못하고 지속적으로 근육량과 신체기능을 저하시키기 시작했던 것이다. 우울감, 불안과 수면장애 때문에 스트레스호르몬 분비가 줄어들 틈이 없으니, 집중력과 인지기능마저 떨어지기 시작했다. 따라서 면담을 통해 내면의 긴장과 불안이 발생하는 기제와 이를 고착화하는 생활습관을 분석했다. 이와 함께 우울감이 신체 문제로까지 번져서 몸을 해치는 것을 막기 위해 약제를 처방했다. 이런 노력들을 바탕으로 식사와 운동에 대한 교육이 함께 이루어지면 체중이 회복될 뿐만 아니라 면담을 시작한 지 2개월 정도 지나 인지기능도 개선될 것으로 예측했다.

실제로 만성적인 긴장과 스트레스에 관련된 도메인들을 교정하기 시작하자 C가 호소한 인지기능저하 자체에 대한 약, 소위 뇌영양제는 전혀 사용하지 않고도 상태가 호전되었다. 어디가 불편하면 그 부위만을 진료하는 전문화된 의료 시스템의 문제가 보이는 대목이다. 돈만 좇아봐야 돈이 모이지 않고 체중계 숫자만 바라본다고 해서 체형이 바뀌지 않는 것처럼, 내재역량을 구성하는 여러 도메인은 영향을 주고받기 때문에 보다 전반적이고 근본적인 접근이 이루어져야 한다. 이런 복잡적응계의 상호작용 원리를 이해하지 못하면 일이 많으니 잠을 줄이거나, 공부에 집중하지 못하는 아이를 강제로 책상에 앉혀놓는 언 발에 오줌 누기 식 대책들이 나올 수밖에 없다.

도메인 간의 연결성을 깨닫고 난 뒤 사람들의 삶을 바라보면 안타까울 때가 많다. 많은 사람이 추구하는 인생의 목표가 정작 내재역량을 감퇴시키기 때문이다. 고기 잡는 방법을 가르치지 않고 고기를 잡아주는 형태의 양육은 내재역량의 중요한 요소인 규율을 익히고 문제해결력을 키울 기회를 박탈하는 것에 가깝다. 그렇게 해서 확보한 학벌과 직장은 최대한 많은 경제적 부를 얻기 위한 디딤판으로 사용된다. 목표는 오로지 '더 많은 돈'에 집중되어 있다. 그리고 그 바탕에는 고되고 불편하게 내재역량을 계발하는 것을 그만두고 싶다는 심리가 반영되어 있다. 개개인을 구성하는 여러 도메인이 잘못 형성된 사회의 도메인에 맞물려 균형을 잃어가는 셈이다.

다면적 내재역량 관리를 위한 네 가지 축

'그만큼 이루고 모았으면 골프 치고 와인이나 마시면서 살지, 왜 그렇게 사서 고생을 하느냐?'라는 이야기를 들은 적이 있다. 그러나 신체기능과 인지기능 등의 내재역량은 사용하지 않으면 그 기능을 잃는다. 신체적, 인지적 스트레스를 완전히 없애기 위해 더 안락함을 찾고, 그 안락함의 따분함을 해소하기 위해 더 많은 쾌락을 찾는다면 내재역량은 점점 감퇴한다. 아무리 좇아도 도달할 수 없는 행복의 신기루만 남아, 비록 나이는 젊어도 몸과 마음은 극도로 노쇠한 것과 마찬가지가 된다.

내재역량은 꾸준히 계발해야 한다. 내재역량이 낮은 상태에서 신체적, 정신적으로 적절히 대처하기가 어려울 정도로 큰 스트레스에 갑자기 노출되면 질병이나 질병에 준하는 상황을 경험할 수 있다(그림 8-A). 하지만 스트레스를 감당할 수 있는 정도로 겪으면 내재역량을 점진적으로 계발하는 데 도움이 된다(그림 8-B).* 이렇게 내재역량을 계발하면 큰 스트레스를 겪더라도 별다른 피해를 입지 않을 수 있다(그림 8-C).

가장 명확한 예로 스쾃squat을 들 수 있다. 평소에 전혀 운동을 하지 않던 사람이 갑자기 80킬로그램의 스쾃을 시도하면 무릎이나 허리에 부상을 입을 가능성이 매우 높다. 자신의 근골격계 내재역량을 파악하지 못하고 잘못된 방법이나 과도한 중량으로 운동을 하면 젊고 건강한 사람도 간혹 부상을 입는다. 하지만 점진적으로 전신의 근력을 강화하는 방법으로 운동하면 머지않아 부상 없이 80킬로그램의 스쾃을 할 수 있게 된다. 물론 이렇게 얻은 신체

---

* 이런 개념을 호메시스hormesis또는 미트리다티즘mithridatism이라고 부르기도 한다. 호메시스의 대표적인 예로, 과량의 활성산소는 세포를 죽게 하지만 운동을 통해서 발생하는 소량의 활성산소는 오히려 세포의 기능을 개선하는 것을 들 수 있다.

(A) 내재역량 낮음

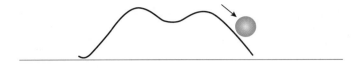

(B) 내재역량 개선

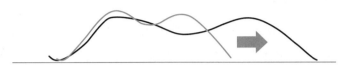

(C) 내재역량 높음

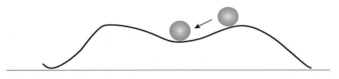

그림 8 | 내재역량을 점진적으로 개선하면 큰 스트레스를 겪더라도 견딜 수 있다.

기능도 그 뒤로 운동을 전혀 하지 않는다면 다시 잃는다. 이 때문에 사람은 평생 내재역량을 향상시키거나 유지하기 위해 노력해야 한다. 이로 미루어볼 때 자녀가 최대한 편하게 지낼 수 있도록 온실처럼 환경을 만들어주는 부모는 자녀의 내재역량 약화를 조장하는 것이다.

많은 사람이 내재역량을 높이기 위해 불편을 감수할 이유를 찾지 못한다. 그러다가 특정 도메인의 성능저하로 눈에 보이는 문제(허리의 통증 등)가 발생하면, 그제서야 드러난 문제를 덮기 위해 의사를 찾는다. 하지만 근본 원인을 찾으려는 시도는 하지 않는 경우

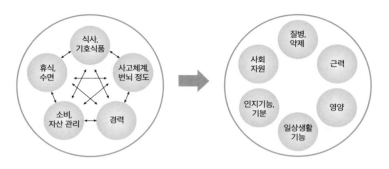

그림 9 | 젊었을 때 만들어가는 삶의 요소들이 노년기의 내재역량을 구성한다.

가 많다. 전문화, 세분화된 현대 의학에도 문제가 있다. 대부분 드러난 현상 자체에만 주목하고 한 가지 도메인 이상을 확인하려 하지 않는다. 정신건강의학과에서는 신체 문제를 정신적이지 않은 영역으로 판단해 진료 범위에서 제외하고, 내과에서는 검사에서 드러나는 뚜렷한 이상이 없으면 신경성으로 분류해서 대응하려는 경향이 있다. 이렇게 증상을 치료하는 중에도 잘못된 생활습관은 끊임없이 지속되기 때문에 세월이 갈수록 몸은 더 아프다. 다니는 병원과 복용하는 약, 건강기능식품의 개수만 한없이 늘어난다.

스스로 내재역량을 다면적으로 살펴보고 생활습관을 바로잡으려는 노력은 이러한 악순환을 경험하지 않기 위한 선제적인 활동이다. 내재역량들을 잘 유지하면 생물학적 노화가 더딘 몸을 만들수 있고, 그 결과로 자연스러움과 편안함을 얻는다. 즐기려고 추구하지 않아도 즐거움을 누리고, 나이가 들더라도 덜 노쇠해서 오랫동안 독립적인 일상생활을 누릴 수 있다. 그 결과는 세계보건기구

World Health Organization, WHO가 이야기하는 건강하고 성공적인 나이 듦이다(그림 9).

성공적인 나이 듦은 특히 지금 대한민국을 사는 젊은 세대에게 아주 중요한 삶의 과업이다. 한국의 가분수형 연령-인구구조 때문에, 지금의 30~40대가 독립적인 일상생활을 하기 어려울 정도로 노쇠했을 때에는 이전소득(생산에 직접 기여하지 않고 개인이 정부나 기업으로부터 받는)이 줄어들 수 있기 때문이다. 또한 더 젊은 세대로부터 신체적, 정서적 돌봄을 받지 못할 가능성이 아주 높다.

자세, 운동, 식습관, 수면이 몸의 대사적 특성과 스트레스 반응에 영향을 주고, 이는 항상성 조절 체계와 연결된 잠재적 사고체계(디폴트모드네트워크)에 영향을 준다. 식사, 기호식품 소비, 여가를 즐기는 방법은 보상체계와 습관회로, 사고체계에 영향을 주며, 사고체계는 세상을 대하는 방식을 결정한다. 한 가지 도메인의 기능이 떨어지기 시작하면 다른 도메인의 기능도 끌어내려진다. 모든 도메인의 상태가 'AND' 조건으로 유지되어야 전반적 기능을 자연스럽고 윤택하게 유지할 수 있다. 《안나 카레니나Anna Karenina》의 유명한 구절 "행복한 가정은 모두 모습이 비슷하고 불행한 가정은 모두 제각각의 불행을 안고 있다"가 떠오르는 부분이다.

이 책의 다음 장에서부터는 각각의 내재역량을 개선하기 위한 구체적인 방법들에 대해 설명하려고 한다. 접근법에는 여러 가지가 있지만, 그중 간결하고 이해하기 쉬운 분류는 미국병원협회American Hospital Association, AHA와 미국노인병학회American Geriatrics Society,

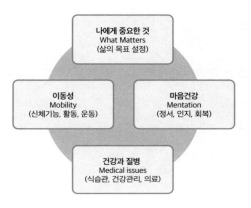

그림 10 | 내재역량을 유지하기 위해 챙겨야 할 4M

AGS 등이 만들고 보급한 4M이다. 이동성, 마음건강, 건강과 질병,*
나에게 중요한 것의 앞 글자를 땄다(그림 10). 이 네 기둥 안에서 삶
의 태도와 방법 그리고 조금은 세부적이기도 한 내용들을 살펴보
려고 한다.

---

* 원래의 4M에는 질병과 약제Medication가 들어가지만, 이 책에서는 질병이 생기기 이전부터의 문제를 다
루기 때문에 건강과 질병이라는 용어를 사용했다.

2부

노화를 이기는 몸

_노화의 속도를 늦추는
첫 번째 기둥, 이동성

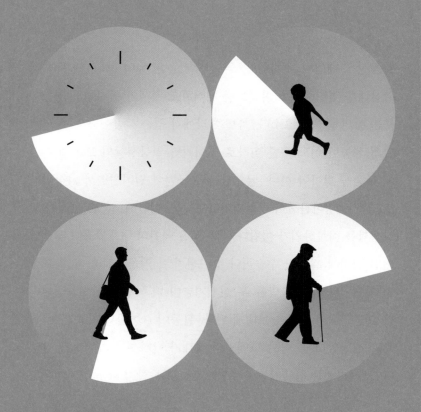

몸은 움직이도록
설계되었다

이동성 도메인의 내재역량, 곧 신체기능은 에너지대사체계의 건강상태를 결정해서 노화속도를 제어하고 정서와 인지에도 영향을 주는 삶의 중요한 요소다. 특별히 장애가 없는 사람이라도 이 도메인의 성능이 어느 수준 이하로 떨어지면 일상생활의 모든 움직임에 도움을 받아야 한다. 균형감각과 근력이 떨어지면서 낙상이라도 당해 엉덩이관절이 골절되기라도 하면 여간해서는 정상적인 일상생활을 회복하기가 어렵다. 이동성 도메인의 내재역량이 낮으면 어떤 질병에 걸려도 수술이나 방사선치료, 약물치료를 제대로 받기 어렵거나 치료를 받은 후 신체기능이 더욱 떨어져 요양병원이나 요양원에서 여생을 보내게 된다. 활동이 줄어들면 마음건강, 건강과 질병상태 등 다른 도메인의 상태가 나빠지는 속도도 빨라진다. 노년기에는 신체기능 수준만으로도 생물학적 나이와 기대여명을 계산할 수 있을 정도다. 이동성은 그야말로 죽고 사는 것까지 결정지을 정도로, 관리 가능한 내재역량 전체에서 가장 파급력 있는 도메인이다. 그러나 대부분의 현대인은 자신의 이동성 도메인을 학대하고 있다.

이동성을 방해하는 현대사회의 요소들

인간의 골격계는 적어도 100만 년 이상의 오랜 기간 동안 이동과 생산수단의 역할을 수행했다. 그러나 엘리베이터와 철도, 자동차 등의 탈것과 내연기관이나 전기, 유압장치 등의 기계가 보급되면서 사람의 근골격계는 자유로워졌다. 현대적 산업사회와 도시 구조가 이룩되었고 인간은 몸의 편안함을 얻게 되었다. 하지만 이동성의 내재역량은 원시인류에 비해 큰 폭으로 낮아졌다. 그 대가는 성인기 이후 수십 년 동안 이어지는 근골격계의 불편과 몸과 마음의 질병, 나아가 노년기의 신체기능 저하와 장애였다.

　노동으로서의 운동을 그만두고 이동성을 기계에 맡긴 결과, 역설적이게도 운동 역시 노동화되었다. 헬스장에 갈 때마다 묘하다고 생각한다. 하루 종일 의자에 앉아서 업무를 보거나 여가를 즐기다가 엘리베이터를 타고 운동하러 온 사람들이 트레드밀 위를 헉헉대며 걷고 있다. 이러한 모습에 현대사회 구조의 모순성이 녹아들어 있다. 편리하게 이동하기 위해 자동차나 엘리베이터 같은 이동수단을 이용하면서 탄소발자국을 늘리고서는 모자란 운동량을 채우겠다고 전력을 많이 사용하는 트레드밀을 가동한다. 이러한 기묘한 관계는 불필요한 회의 때문에 발생한 과중한 업무 부담을 줄이기 위해 연이어 대책 회의를 여는 관료제 사회의 모습과 비슷하다.

서구화된 생활습관을 유지하는 현대인이 신체활동으로 사용하는 평균 열량은 하루 250~300킬로칼로리다. 질병관리청의 만성질환건강통계에 따르면 최근 일주일 동안 1회 10분 이상, 1일 30분 이상 걷기를 주 5일 이상 실천한 사람은 조사대상 인구에서 2020년 기준 37.4퍼센트로, 2008년의 50.6퍼센트에 비해 대폭 하락했다. 2012년에 서울특별시가 발표한 〈2020 체육진흥 기본정책〉에 따르면 2011년 서울시민이 하루 평균 걷는 시간은 66분, 걷는 거리는 4.5킬로미터 정도다. 해당 활동의 소모 열량은 200킬로칼로리 정도인데, 질병관리청 자료와 함께 생각해보면 최근의 활동량은 이보다 감소했을 것이다. 질병관리청의 같은 자료에서 운동을 하지 않는 사람은 46.8퍼센트, 걷기가 유일한 운동인 사람은 25.1퍼센트, 걷기 외의 운동을 한 사람은 28.1퍼센트다. 현대인은 신체활동을 굉장히 꺼릴 뿐만 아니라 거의 하지 않는다고 봐도 무방하다.

수렵채취사회의 인류는 종족을 보전하기 위한 활동 자체만으로도 운동량이 많았다. 식량을 충분히 구하면 배를 채운 다음 쉬었고, 다시 식량이 필요해지면 아주 먼 거리를 걷거나 뛰어야 했다. 연구 결과들에 따르면, 평균적으로 하루 10~20킬로미터 정도를 걷거나 뛰었을 것으로 추산한다. 남아프리카의 !쿵족, 파라과이의

아체족 등 수렵 형태를 유지하는 사람들에 대한 관찰연구를 바탕으로 추산하면 70킬로그램 성인 남성을 기준으로, 신체활동으로 소모하는 에너지가 900~1,800킬로칼로리에 달했을 것이다. 요즘 사람들보다 평균적으로 4~6배에 달하는 신체활동을 했다는 것인데, 이 차이는 기능적 내재역량을 낮추는 수많은 신체적, 정신적 문제의 원인이 된다. 신체활동이 급격히 감소하기 시작한 농경 및 산업화의 시대는 고작 수천 년 전에 시작되었으므로 '진화'의 스케일에서는 찰나에 가까운 짧은 시간인 만큼 아직 인류의 유전자는 과거의 수렵사회에 필요한 신체활동을 수행하도록 설정되어 있기 때문이다. 마음은 편하고 싶지만 사람의 몸은 그 편안함을 누리도록 진화하지 못했다.

이동성 내재역량이 무너졌을 때

운동량 차이를 가장 산업사회적으로 메우는 방법이 트레드밀이다. 자동차 공장에서 일정 시간 안에 생산량을 최대한으로 높인다는 목표에 따라 공정이 만들어지듯, 부족한 운동량을 모아서 단번에 처리해버리는 것이다. 트레드밀을 탈 때를 제외한 일과 시간에는 활동을 최소한으로 줄이고 하루 30분씩 주 5일 트레드밀을 타면 그 죄악이 상쇄될 것이라고 믿는 듯하다. 사실 통상적인 지침에 따른 중강도 유산소 신체활동의 권고량은 매주 150분(2시간 30분)

이 맞기는 하다. 하지만 이는 '사망률을 낮춘다는 관점에서 최소한의 신체활동으로 최고의 효과를 얻는' 활동량이다. TV나 스마트폰 화면을 보면서 트레드밀을 걷는 것은 운동 강도가 낮아 중강도 또는 고강도 신체활동에 해당하지도 않는다.

사람은 일상생활에서 편하게 움직이는 방법이 있는데도 근육을 사용해 움직이는 것을 '손해를 보는 행동'으로 받아들이는 경향이 있다. 이동에 근육을 쓰는 것을 너무나 싫어하기 때문에, 자동차는 도로를 가득 메우고 엘리베이터는 항상 만원이다. 시간이 단축되는 것도 아니다. 극단적인 사례로 나의 현 직장에서 주거지까지는 직선거리로 약 10킬로미터 정도 떨어져 있는데, 조깅으로 퇴근하든 러시아워에 자동차로 퇴근하든 걸리는 시간은 같다. 심지어 차로 가면 더 오래 걸리더라도 우리는 차에서 편안하게 앉아 있고 싶어한다. 이런 모습은 수직 이동에서 더 명확하게 관찰된다. 계단을 오르는 것을 큰 형벌로 여겨서 2~3개 층을 오르기 위해 몇 분씩 엘리베이터를 기다리는 모습이 그 예다.

그 결과 우리는 개인의 내재역량을 유지하는 데 매우 중요한 요소인 이동성 도메인을 악화시키고 있다. 이동성 도메인이 삶에서 중요하다는 생각을 초중고와 대학교를 거치면서 전혀 해본 적이 없는 사람이 대부분이다.* 여기에 더해 스마트폰과 컴퓨터라는 강

---

* 한국의 일그러진 공교육체계와 엘리트스포츠 교육에 치우쳤던 체육 영역의 문제가 더해진 결과라고 생각해볼 수도 있다.

적이 등장하며 몸의 균형이 깨지고, 식품산업과 플랫폼 업계의 강력한 시너지로 몸에는 지방이 축적된 나머지 매우 어린 나이부터 신체가 노쇠해져 있는 것이 현실이다.

이에 따라 신체 통증을 감소시킨다고 광고하는 여러 가지 물건과 서비스들이 시장에 등장해서 수익을 올리기 시작한다. 더 오래 앉아 있을 수 있게 인체공학적으로 설계된 값비싼 의자, 의자에 덧대면 허리가 덜 불편하다는 받침대와 쿠션, 전기자극이나 물리적 자극을 이용한 마사지 기계, 병원과 한의원에서 이루어지는 각종 물리치료와 도수치료, 통증을 완화한다는 주사, 몸 여기저기에 좋다는 건강식품 등 그 종류는 끝이 없다.

그러나 근육을 거의 사용하지 않으면서 부적절한 자세와 긴장을 하루 종일 유지하는 등의 근본적인 문제는 계속 유지되기 때문에 불편과 통증은 해결되지 않는다. 근육은 줄어들고 지방은 늘어나는 근감소성 비만이 되고 대사증후군과 연관된 만성질환들이 일찍부터 찾아온다. 이러한 가속노화의 결과는 내재역량의 모든 도메인으로 전파되기 시작한다.

1부에서 말했듯이 결국 느낄 수 있는 쾌락의 총량은 늘리거나 줄이려고 노력한들 별 차이가 없다. 편리함을 찾는 것도 마찬가지다. 불편한 것, 몸을 움직이는 것이 손해라고 생각하는 탓에 움직이지 않으려는 경향성과 습관이 고착되면, 근골격계 건강, 대사 건강을 포함한 이동성 도메인이 가속노화하면서 남은 세월 동안 더 많은 신체적, 정신적 고통을 겪게 된다.

단 하나의 원칙, 운동과 이동을 분리하지 말 것

지금까지의 내용을 요약하면 첫째, 우리 몸은 생각보다 더 많이 움직이도록 설계되어 있다. 하루 20킬로미터를 걷고 뛰는 정도까지는 끄떡없다. 뛰면 무릎 연골이 닳아서 없어진다는 이야기를 많이 한다. 물론 적절한 근골격계 내재역량을 갖추지 않고 몸이 가분수인(근골격계가 취약하고 체중이 과도한) 상태에서 견딜 수 없는 부하가 걸리면 관절이 손상된다. 하지만 근골격계 내재역량을 갖춘 상태에서 올바른 자세로 적절하게 달리면, 오히려 무릎 주변의 근육과 인대가 강화되면서 장기적으로는 관절의 마모 속도를 늦출 수 있다.

둘째, 더 편하려고 안간힘을 쓸수록, 예컨대 더 비싼 의자를 사서 오래 앉아 있거나 가까운 곳도 차량을 타고 이동하려고 할수록 미래에 더 많은 고통을 얻는다. 사실 매우 비싼 의자를 직원들에게 제공하는 기업의 의도는 건전하지 않다. 몸이 망가질지언정 비싸고 편안한 의자에 더 오래 앉아 일을 더 열심히 하라는 뜻이기 때문이다.

이 두 가지를 뒤집으면, 단 하나의 원칙으로 이동성 도메인의 내재역량을 보존하면서 지속적이고 장기적인 편안함을 얻기 위한 습관을 만들어낼 수 있다. 운동과 이동을 굳이 분리하지 않으면 된다. 이렇게 만들어질 이동성 습관은 사회적, 환경적으로도 지속 가능하다.

사람의 근골격계는 '내구성과 성능이 좋은 교통기관'으로 설계

됐다. 애초에 설계된 보폭과 걷는 속도에 따르면 사람은 1킬로미터를 10분 이내에 걸을 수 있고, 1킬로미터를 가는 데 빠른 걸음으로 7~8분이면 충분하다. 이 정도의 성능이면 서울 시내의 웬만한 도로에서 2킬로미터 이내는 버스나 승용차를 타고 이동하는 것보다 걸어서 움직이는 것이 더 빠르다. 10층 이하는 걸어서 오르내려도 힘들지 않다. 사람마다 그리고 업무 환경에 따라 다르겠지만, 수평과 수직 이동의 기본값을 '근육 사용하기'로 만들면 하루에 수백 킬로칼로리를 더 소모할 수 있다. 엘리베이터를 최소한으로 이용하고 수평 이동에는 보행을 최대한 활용할 때, 스마트워치로 자신의 활동을 계산해보면 이것만으로도 하루 400~500킬로칼로리를 소모한다. 굳이 헬스장에 가서 트레드밀을 걷지 않아도 된다. 하지만 전혀 몸을 쓰지 않던 사람들은 이동수단으로 몸을 사용하기 위한 내재역량 자체가 형성되어 있지 않을 수도 있다. 이런 경우에도 조금씩 습관을 바꿔나가면 점진적으로 성능을 개선할 수 있다.

걸을 때는 스마트폰을 사용하지 않는 것이 좋다. 스마트폰을 보면서 어깨와 등, 목이 구부정한 자세로 걸으면 근골격계 긴장을 유발해서 목과 허리 디스크에 과부하를 초래한다. 이는 하늘로 잘 자라는 나무 한쪽에 강력한 고무줄을 매달아 당기고 있는 형국이다. 정신적으로도 걷기가 제공하는 상쾌함을 스마트폰으로 분비된 인위적 도파민이 압도하는 느낌이다.

스마트폰을 치우고 머릿속에 여유가 생기면 자신의 자세와 호흡을 살펴보자. 몸 전체의 감각, 귀에서 들리는 소리, 호흡 등 현재에 집중하는 마음챙김을 이용하는 것이다. 뇌의 디폴트모드네트워크를 점검하고 마음의 엔트로피를 낮추는 작업이다. 끊임없는 메신저의 알림과 전화벨에 시달리느라 흥분한 마음, 좁아지고 짧아진 호흡, 몸의 이곳저곳에 생긴 근육의 긴장을 살펴본다. 불교 명상, 기공氣功*이나 비교적 최근에 등장한 서구의 알렉산더테크닉Alexander Technique**에 이르기까지 사람의 몸과 마음을 살피는 많은 가르침에 따라, 긴장을 없애려고 애쓰지 않고 떠오르는 생각과 번뇌를 그저 바라본다. 호흡도 억지로 조절하지 않는 것이 좋다. 이 과정 자체로 스트레스호르몬인 노르에피네프린의 분비가 줄어든다. 자신의 몸은 어딘가로 걸어가고 있지만 뇌는 쉬는 셈이다. 고급 자동차의 뒷좌석에 구부정한 자세로 앉아 목을 빼고 스마트폰 화면을 들여다보는 순간의 편안함이 몸에 상해를 입히고 스트레스를 가중시킨다면, 반대로 서두르지 않고 지금을 생각하면서 걷는 것은 귀찮아 보이더라도 편안한 몸과 마음을 얻는 행동이다. 걸을 때 사용하는 넓적다리와 몸통 근육들이 포도당을 흡수할 통로를 열어주기 때문에 섭취한 음식이 근육을 만드는 데 쓰이고, 혈당 변동폭이 줄어들어 업무의 집중력을 높일 수도 있다.

---

* 단전호흡 등의 방법으로 기를 다스리는 수련법을 말한다.
** 프레더릭 마티아스 알렉산더Frederick Matthias Alexander가 창안한 방법으로, 주로 공연 예술계에서 불필요한 긴장을 해소하고 자연스러운 심신을 회복하기 위해 널리 사용되고 있다. 알렉산더테크닉의 통합적인 사고방식은 이 책에서 제시하는 여러 도메인 간의 상호작용과도 일맥상통한다.

몸을 활용해서 이동하는 습관은 탄소발자국을 줄이는 데도 효과적이다. 이동성의 내재역량이 좋을수록 이동성과 관련된 소유물들이 단순해진다. 자동차는 1킬로미터 이동하는 데 780킬로칼로리(중형차 기준, 연료는 휘발유, 탄소배출로 계산하면 160그램가량) 정도가 든다.* 이마저도 공인 연비 기준이라, 막히는 길이라면 에너지가 이것의 2배쯤 든다고 보아야 한다. 사람은 1킬로미터를 걷는 데 40킬로칼로리가 필요하다. 내연기관 자동차를 혼자 타고 다니는 것은 조선시대로 치면 사람 20명이 들어서 나르는 가마를 타고 움직이는 꼴이다. 서울의 버스는 2016년 기준 사람 1명을 1킬로미터 이동시키는 데 이산화탄소 50.6그램을, 지하철은 이산화탄소 33.6그램을 배출한다. 중형차와 비교하면 버스의 탄소발자국은 3분의 1, 지하철은 5분의 1 정도밖에 되지 않는다.** 대중교통을 이용하면 이동을 위해 몸을 더 쓰게 될 뿐 아니라 미래를 위해 값비싼 전기차를 구입하는 수고를 하지 않아도 된다.

이렇게 이동성 습관의 기본값을 바꾸면 자연스럽게 탄소발자국을 감소시키며, 몸이 설계된 목적에 맞게 살아갈 수 있다. 몸을 가다듬어줄 뿐 아니라 마음도 편안하게 만들어 생활습관 전반이 개선될 수 있다. 롤스로이스의 뒷좌석과 허먼밀러 의자로도 소용이

---

* 휘발유 1리터당 총발열량은 7,810킬로칼로리이며, 연비는 1리터당 10킬로미터로 가정한다(산업통상자원부, 〈에너지법 시행규칙〉 [별표] 에너지열량 환산기준[개정 2017. 12. 28.]).
** 고준호, 〈교통부문 탄소배출 감소추세 '뚜렷' 교통수요관리 정책 지속 추진 필요〉, 서울연구원, 2018, 11쪽

없는 불편한 몸과 마음을 갖느냐, 두 다리만으로 충분한 몸과 마음을 갖느냐는 선택할 수 있다. 그 선택은 삶을 바라보는 당신의 태도에 달렸다.

어떻게
운동해야 할까

이동성 도메인의 내재역량을 체계적으로 높이는 효과적인 방법이 운동이라는 것에는 모두가 동의할 것이다. 그러나 대다수의 사람은 일상생활에서 걷기를 제외하면 거의 운동을 하지 않는다. 많은 의사가 "운동을 더 하셔야 합니다"라고들 이야기한다. 하지만 정작 그렇게 이야기하는 의사들도 운동이 무엇인지 잘 모르며 제대로 된 운동을 하지 못하는 경우가 많다. 취미로 운동을 하는 사람들 중에서도 일부 운동만 과도하게 해서 몸의 불균형이나 손상을 일으키는 경우가 많다. 이러한 경험들이 '어떤 운동을 하면 어디를 다친다'라는 이야기로 전해지면서 사람들은 운동을 더욱 피하고 있다. 다른 한편에서는 아프지 않으려면 어떤 운동을 해야 하는지 한 문장으로 이야기해달라는 요구를 받는다. 사람마다 상황마다 처방이 달라야 한다고 이야기하면 막상 사람들은 귀를 닫는다. 그 사람들이 들어주지 않는 이야기를 해보겠다.

그런 운동은 틀렸다

습관에 따라 운동을 하는 경우가 많다. 달리기를 좋아하는 사람들은 준비운동을 제외하면 달리기가 운동량의 거의 대부분을 차지하며, 자전거 타기를 즐기는 사람들은 자전거만 타는 식이다. 건강관리와 즐거움을 위해 하는 운동조차 몸의 불균형을 오히려 심화시키는 형국이다.

나 역시 같은 실수를 했다. 몇 년 전부터 앉아서 일을 하다 보니 목과 허리가 불편했다. 이에 대한 자구책으로 오랫동안 즐기던 달리기에 데드리프트deadlift와 스쿼을 더했다. 주로 하체와 하부 몸통을 강화하는 복합관절 운동들만 열심히 한 것이다. 건강운동관리사의 점검을 받아 유연성 운동의 비중을 조금씩 늘려나갔지만 통증은 크게 나아지지 않았다. 뒤늦게 연구용 체성분분석기body composition analyzer*로 부위별 근육량을 확인한 결과, 하체에는 근육이 매우 많았고 몸통과 상체에는 근육량이 상당히 부족했다. 10년에 가까운 기간 동안 칼로리를 제한하는 절식caloric restriction을 하면서,

---

* 체성분 분석 중 생체전기저항분석bioimpedance analysis을 이용하는 방법이다. 부위별 근육량을 비교적 정확하게 측정하기 위해서는 약간의 비용이 들더라도 건강검진센터나 병원 등에서 사용하는 최신의 다주파수 측정기기를 사용해볼 만하다. 인바디사의 제품을 주로 사용한다.

운동으로는 달리기를 즐겼고 상체와 상부 몸통을 사용하는 운동은 소홀히 하며 하루 12시간 이상을 앉아서 일해왔으니 당연한 결과였다. 결국 나는 지난 20년 동안 유지한 운동습관을 고쳐, 상체와 상부 몸통의 기능을 개선하는 운동과 유연성 운동의 비중을 늘려야 했다.

비슷한 예로, 등산은 전신근육의 기능과 관절의 유연성이 적절하다면 자연스럽고 다양한 각도로 관절을 사용하는 복합 운동이다. 등산을 제대로 하면 운동 과정에서 발생하는 부하가 관절 주변의 근육과 결합조직을 강화하는 데 유익한 자극으로 작용한다. 반면에 걷기 외에 다른 운동을 전혀 하지 않고 고관절이나 무릎 주변 근육의 기능이 떨어져 있으며 체중도 많이 나가는 사람이, 주말마다 등산만 몇 시간씩 한다면 운동 과정에서 발생하는 충격을 애꿎은 관절이 다 감내해야 한다.

요약하자면 이동성 도메인의 내재역량을 높이기 위한 운동도 각각의 세부 도메인의 조합이 균형 있게 이루어져야 한다. 세부 도메인들의 기능이 어느 정도 갖추어져야 운동할 때 발생하는 부하가 긍정적인 자극으로 작용한다.

습관의 관성을 이길 줄 알아야 한다

이동성 관련 세부 도메인은 다음 네 가지를 꼽을 수 있다.

① 유산소 운동능력: 심폐기능과 혈관기능, 근육의 대사체계 전반이 관여한다.

② 근력과 순발력: 근육의 양과 머리부터 근육까지 연결되는 모든 신경 시스템이 관여한다.

③ 유연성: 근육을 포함한 여러 결합조직이 그동안 어떻게 사용되었는지에 따라 여러 관절의 안전한 가동 범위를 결정한다.

④ 균형과 협응 coordination: 온몸의 관절들이 조화롭게 움직일 수 있는지와 관련이 있으며, 중추신경계 기능이 특히 중요하다.

당연하게도 네 가지 세부 도메인 중 가장 취약한 요소가 다른 세부 도메인들의 성능을 끌어내린다. 여기에 습관의 관성이 더해지면 취약한 세부 도메인을 더 취약하게 만든다. 자신의 운동습관에서 하기 싫고 귀찮으며 하면 아픈 부분이 바로 가장 취약한 세부 도메인과 관련되어 있다. 더 잘하는 것은 더 많이 하고 싶고 더 못하는 것은 더 하기 싫은 것이 사람의 심리다. 예를 들어 취미로 수영을 하는 사람의 경우 상체의 유연성이 부족하고 근력의 균형이 잡혀 있지 않으면 속도를 높이기가 어렵다. 아무리 빠르고 힘차게 수영을 해도 마찬가지다. 이때는 유연성, 균형과 협응 도메인의 운동을 충분히 하면 더 효율적으로 속도를 높일 수 있다. 축구나 달리기 등 하체 기능을 사용하는 운동도 마찬가지다. 관절의 유연성과 근력 전반이 떨어진 상태로 운동할수록 세부 도메인 간의 과잉과 결핍의 불균형이 쌓이면서 부상을 입는다. 중년 이후로는 부상을 한번 겪으면 전체 세부 도메인들의 기능이 급격히 떨어지기도 한다.

사람마다 균형, 결핍, 과잉의 정도와 영역이 다르며 운동도 이러한 다양성을 고려해서 설계해야 한다. 누구에게나 통용되는 '건강해지는 운동'이란 없다. 그보다는 운동과 이동성에 대한 전반적인 생각을 바꿔야 한다. 이런 점 때문에 이동성 관련 세부 도메인들의 상태를 전문가에게 점검받으면서, 여러 요소의 불균형을 해소할 수 있는 운동을 배우는 것이 중요하다. 비교적 건강한 사람들은 생활체육지도사나 건강운동관리사에게, 질환이나 손상 등의 문제가 동반된 경우에는 물리치료사에게 조언을 구할 수 있다. 국가 차원에서 전 국민의 이동성 도메인의 내재역량을 개선하고 유지하기 위해 진행하고 있는 '국민체력100 체력인증센터'를 방문해서 상담을 받는 것도 좋다. 운동에 대한 경험과 지식이 많더라도 스스로는 불균형을 찾기가 어렵고 자신이 알아서 잘하고 있다고 착각하는 경우가 많다. 그러나 전문가의 도움이 있으면 그동안 귀찮고 하기 싫으며 잘되지 않아서 간과하던 요소들에 더 신경을 쓸 수 있게 된다.

운동을 한두 번 배우고 나서 점검받기를 게을리하는 것은 좋지 않다. 오랜 기간 몸에 밴 습관 탓에, 새로 배운 운동이라도 몇 주 동안 하고 나면 자신에게 도움이 되는 자세가 아니라 하기 편한 자세로 슬그머니 바뀌기 때문이다. 이렇게 되면 똑같은 운동을 하더라도 취약성을 개선하지 못하고, 몸의 불균형이 심해지거나 부상의 위험을 높일 우려가 있다.

불균형을 만드는 습관은 나이가 40세라면 적어도 20년치, 50세라면 30년치는 쌓여 있기 때문에, 습관의 방향을 조정한 후에도 몸의 불균형을 바로잡기 위해 꾸준히 노력해야 한다. 이동성 도메인의 내재역량을 전체적으로 끌어올리기 위해 돈과 시간, 노력을 들여 운동을 제대로 배워놓는 것은 매우 수익률이 좋은 투자다.

그 수익률이 어느 정도인지를 간단하게 계산해보았다. 사람은 노년기에 접어들면서 근육량이 감소하는데(그림 11), 근육량과 근력의 정도는 노후를 보내는 모습과 직결된다. 팔다리근육량을 기준으로, 평생 한국 사람들이 가장 건강했을 때의 평균 근육량에서 남성은 약 15킬로그램, 여성은 약 10킬로그램 정도를 잃으면 여생을 누워서 살아야 한다고 본다. 이는 근육량 감소와 신체기능저하로 정의되는 근감소증이 지속되는 경우, 그렇지 않은 동년배에 비해 3~5년 내에 사망할 가능성과 요양시설에 입소할 가능성이 2~5배 증가하는 이유다.

국민건강보험공단이 제출한 〈2018년 65세 이상 사망자 중 시도별 요양병원·요양원 평균 재원기간 현황〉에 따르면 65세 이상인 사람 한 명이 사망 전 요양병원에서 평균 460일, 요양원에서 904일(둘을 합치면 평균 707일)을 기거한다. 이렇게 장기요양시설에 입소하게 되었을 때 삶의 질 감소를 차치하고 직접적인 경제적 부담을 연간 3,000만 원 정도라고 전제하자. 2년을 이렇게 소모하게 된다고 할 때, 근육량 1킬로그램 감소는 400~600만 원의 경제적 손실에 해당한다. 이 비용에 2년 동안 독립적인 일상생활을 수행하지 못하게

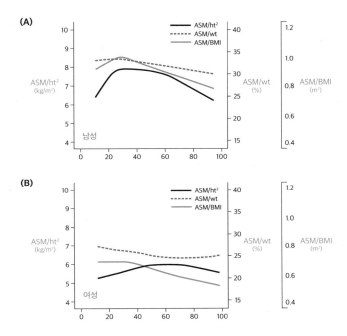

그림 11 | 남녀 모두 나이가 들면 근육량이 감소한다. 이 그래프는 팔다리근육량만을 계산한 것으로, ASM/ht²는 키의 제곱으로 보정한 근육량, ASM/wt는 체중으로 보정한 근육량, ASM/BMI는 신체질량지수로 보정한 근육량이다. (B)에서 보듯, 한국 여성은 젊어서 극단적으로 마른 몸매를 추구하기 때문에 키로 보정한 팔다리근육량은 중년기에 오히려 증가하는 모습을 보인다.[*]

되는 삶의 질 저하에 따른 개인적 손실을 더해야 한다. 기대 생존기간을 2주 정도 늘리는 항암제에 많은 사람이 수천만 원을 선뜻 지출하는 것을 고려하면, 2년을 독립적으로 더 살 수 있는 방법의 가치는 적어도 1억 원이 넘지 않을까? 이렇게 다 더해보면 근육량 1킬로

---

[*]   Kim KM et al., "Differences Among Skeletal Muscle Mass Indices Derived from Height-, Weight-, and Body Mass Index-Adjusted Models in Assessing Sarcopenia", *Korean Journal of Internal Medicine*, 2016;31(4):643-650.

노화를 이기는 몸

103

그램은 2022년의 물가 기준으로 1,400~1,600만 원의 가치가 있다.

가뜩이나 마른 비만 상태에서 바디프로필을 찍기 위해 영양 섭취를 줄이고 남은 지방과 근육마저 빠지는 방향으로 더 많이 운동하러 다니는 젊은 사람을 보면 안타깝다. 좋은 운동 선생을 만나 객관적으로 점검받고 이동성 도메인의 조화를 찾아야 하는데, 잘못된 사회적 통념과 불필요한 과시욕 때문에 삶을 갉아먹는 격이다.

운동은 많이, 자주, 열심히 해야 한다. 최소한 일주일에 중강도 기준으로 2시간 30분 정도는 신체활동을 하는 것이 좋다. 5시간 이상 운동을 하면 더 좋다. 중강도란 땀이 나고 숨이 약간 찬 정도를 의미하는데, 요즘 유행하는 고강도 인터벌 트레이닝high intensity interval training, HIIT처럼 고강도 운동을 수행하면 중강도 운동을 하는데 쓰는 절반의 시간만으로도 유사한 효과를 얻을 수 있다. 중강도 운동에는 느린 수영, 빠른 걷기, 복식 테니스, 땀 흘리는 요가 등이 있고, 고강도 운동에는 달리기, 빠른 수영, 단식 테니스, 시속 16킬로미터 이상의 자전거 타기, 줄넘기, HIIT 등이 있다. 통상적인 지침에 따르면 적어도 주 3회는 건강증진을 위해 운동해야 한다. 그리고 일주일에 적어도 두 번 이상 몸의 모든 근육을 사용하는 운동이 필요하다. 유연성, 균형, 협응 등 세부 도메인에 대해서는 기준이 정해져 있지 않다. 운동해서 얻는 이익을 숫자로 환산하는 연구가 이루어지기 어렵기 때문이다.

올바른 운동의 파급효과

근력운동은 무척 저평가되어 있다. 여러 매체에서 비교적 덜 강조하고, 따분하고 아플 것 같아 보이기 때문에 많은 사람이 웬만해서는 근력운동을 하지 않는다.* 중년 이후에는 주변에 부상당한 사람들 이야기를 들으면서 잘못 운동하면 몸이 망가진다는 선입견을 갖는다. 젊은 여성들의 경우 오히려 체성분이 근육 위주가 되면 하체가 더 보기 좋아지는데도, 다리가 굵어질 것 같다는 잘못된 생각 때문에 근육이 늘어나는 것을 두려워한다. 비만이 만연한 미국에서 많은 연구와 통상적인 운동 지침이 나오기 때문에, 미국 실정에 맞춰 '살 빼는' 방향으로 운동을 권고하는 것도 영향이 있다.

이런 잘못된 통념들에 가속노화 생활습관이 더해지니 전 국민이 근감소증을 향해 달음질치고 있다. 한국인은 비만이라도 표준체중과 체형에 가깝다. 그중 특히 젊은 여성 중에는 체중은 정상 미만이지만 근육이 압도적으로 부족해 모든 에너지가 피하와 내장지방, 지방간과 근내지방을 만들어버리는 경우가 흔하다. 따라서 한국에서는 근력운동을 강조해야 한다.

강도가 아주 높지는 않더라도 매일 근력운동을 반복하면 지연발생근육통-delayed onset muscle soreness, DOMS(강도 높은 운동 후 동반되는 일시

---

* 2018년 근력운동 실천율은 30~49세가 21.4퍼센트, 70세 이상이 14.6퍼센트에 불과하다(질병관리본부, 〈국민건강영양조사 팩트시트: 건강행태 및 만성질환의 20년간 변화[1992-2018]〉, 2020. 09. 04.).

적인 근육통)도 줄어든다. 1개월만 꾸준히 해도 좋은 습관이 형성되어 힘들이지 않고 반사적으로 운동을 시작할 수도 있다. 2~3개월 정도 계속하면 몸의 대사체계가 바로잡히고 근내지방이 빠지며 섭취한 에너지는 근육 성장에 사용된다. 모두 습관의 힘이다.

3일에 한 번만 제대로 운동을 하면 근손실을 막을 수 있다는 이야기도 옳다. 근육 회복을 위해 근력운동을 하루는 쉬어야 한다는 이야기도 옳다. 하지만 다양한 근육을 적당한 강도로 자극하는 일반인 수준의 근력운동은 웬만해서는 근섬유를 손상시키지 못한다. 근섬유의 손상과 재생이 운동 후 근력이 개선되는 주요 기전으로 알려져 있지만 이 또한 사실이 아니다. 근비대와 근력향상은, 운동이 주는 자극이 분자생물학적으로 변환되면서 신경근접합부의 효율성이 좋아지고, 에너지를 만드는 미토콘드리아가 생성되며 근섬유를 구성하는 주요 단백질의 생성이 점차 늘어나는 등 여러 가지 복합적인 작용을 거쳐 일어나는 것이다. 근력운동 후의 지연발생근육통은 이러한 여러 가지 과정에 동반되지만, 이 통증이 있다고 해서 근섬유가 파괴되는 것은 아니다. 근력운동 후에 근섬유가 파괴되는 것은 무척 드문 일로, 이에 대한 원인으로는 듀시엔형 근이영양증Duchenne muscular dystrophy이라는 희귀한 유전 질병을 의심해볼 수 있다. 이 질병이 있으면 아무리 운동을 해도 근력이 향상되지 않고 오히려 파괴와 재생이 반복되면서 근력이 약해진다. 흔히 알고 있는, 폭음, 매우 무리한 운동 등으로 근육이 녹는 상황(횡문근융해증rhabdomyolysis)에서도 근섬유 자체가 파괴되는 일은 드물다.

근력운동 습관을 형성하는 초기에는 대부분이 쉬고 있던 신경근접합부를 활성화해서 근육을 효율적으로 바로잡기 때문에, 매일 근력운동을 하는 것이 좋다. 밥을 이틀 정도는 안 먹어도 몸에 큰 무리가 가지는 않지만, 군이 이틀에 한 끼만 먹을 필요는 없지 않은가. 이렇게 처음에는 자주 운동해서 점차 근육이 전반적으로 발달하고 나면, 주 1, 2회 운동을 해주는 것으로도 충분히 발달한 상태를 유지할 수 있다.

올바른 방식으로 다양한 근육들을 꾸준히 활성화하면 근육과는 관련이 없어 보이는 많은 영역에서 변화가 나타나기 시작한다. 당장 눈에 보이지는 않지만 점진적으로 이동성 도메인의 내재역량이 개선된다. 이는 전신의 내재역량을 개선한다. 특히 노년층이 6주에 걸쳐 거의 매일 코어운동을 하면 위식도역류, 소화불량, 변비, 과민성방광, 불면 등 온갖 증세가 호전된다. 식욕조절 이상, 우울감, 인지기능, 온몸의 통증도 개선된다. 자세와 체형, 체성분이 눈에 띄게 변화하기 시작하는 데도 3개월이면 충분하다. 다른 사람이 되는 것이다. 노쇠한 90대의 노인도 이렇게 개선된 사례가 있으니 이미 늦었다는 생각으로 포기해서는 안 된다.

유연성, 균형과 협응도 무척 저평가된 요소다. 사람마다 체형과 자세, 불균형의 정도가 다르기 때문에 이것들을 표준화하고 정량적으로 연구하기가 무척 어렵다. 그래서 각 요소를 바로잡으려면 어떤 운동을 얼마나 해야 한다는 표준 지침을 만들기가 까다롭다. 하지만 성인기에 이른 운동선수들을 대상으로 한 연구들에 따르면, 다양한 세부 도메인을 지속적으로 관리한 경우 노년기까지 신체기능을 유지하는 데 도움이 되는 것은 분명하다. 물리치료사나 건강운동관리사 같은 전문가에게 굳어 있거나 취약한 관절을 점검받고, 유연성을 키우는 데 도움이 되는 스트레칭을 배워서 매일 아침저녁으로 전신 스트레칭을 하는 것도 습관으로 만들면 좋다. 전신의 관절 가동 범위가 조금씩 넓어지면 요가나 태극권처럼 균형과 협응의 세부 도메인 기능을 강화하는 운동을 배우는 것도 추천한다. 정리하자면 운동을 할 때는 주요한 네 가지 세부 도메인들의 연결성을 함께 고려해야 한다.

근육량과 근력을 키우는 방향으로 운동을 계획했다면 하루에 체중 1킬로그램당 1.2~1.5그램의 단백질을 섭취하는 것이 좋다. 보디빌딩대회에 나가는 수준으로 본격적이고 체계적으로 운동한다면 몇 개월 정도는 하루에 섭취하는 단백질을 체중 1킬로그램당 2.5그램 정도까지 일시적으로 늘려볼 수 있다. 하지만 이보다 과도하게 단백질을 섭취하면 여러 장기의 전반적인 노화속도가 빨라질 가능성이 있다. 노화지연과 만성질환 예방을 모두 고려한다면 동물성 단백질 섭취에 치중하기보다는 동식물성 식품 섭취의 자연스러운 균형을 찾는 것이 낫다.

근육을 합성하는 효과만 봐도 동물성 단백질과 식물성 단백질에는 큰 차이가 없다. 오히려 당분이 들어 있는 단백질 보충제를 피하는 것이 중요하다. 액상 탄수화물 섭취 역시 가급적 피하는 것이 좋다. 또한 가급적 흡수 속도가 느려서 인슐린 분비를 자

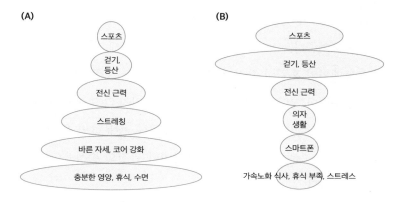

그림 12 | 이동성 내재역량 강화를 위한 올바른 구성의 예(A)와 부실한 구성의 예(B)

극하지 않는 복합 탄수화물 위주로 섭취하는 것이 근육의 양과 질을 개선하는 데 도움이 된다. 흡수와 대사, 미세영양소 함유량 등 여러 가지 면을 고려할 때, 영양분은 보충제 형태보다는 음식으로 자연스럽게 섭취하는 것이 훨씬 낫다. 단백질 섭취량을 무턱대고 늘리기보다는 자연스럽게 식사의 균형을 갖추는 것이 우선이다.

본격적으로 근력운동을 할 때 안전하게 섭취할 수 있으며 신체 기능과 근육량 개선에 도움이 되는 운동보조제로는 크레아틴creatine 이 있다. 이는 원래 근육에 매우 풍부한 물질로 근육 내 에너지 화폐로 사용되기도 한다. 건강상 특별한 문제가 없는 젊은 성인이라면 하루 3~5그램 정도 섭취할 수 있다. 단백질과 크레아틴 외에 시중에 판매되는 수많은 보조제는 대부분 그 효과가 검증되지 않았다. 운동 효과가 내재역량 증진으로 이어지기 위해서는 수면의 양과 질을 챙기는 것도 중요하다.

그림 12는 이 모든 것을 전제로 이동성 내재역량을 높이기 위한 기초를 보여준다. 4M 도메인 전반의 안정과 자세, 다양한 이동성 세부 도메인의 훈련이 갖춰진 후에야 특정 스포츠 종목에 대한 집중적인 훈련이 의미가 있다. 이 기초가 갖춰지지 않고 고중량 웨이트트레이닝, 달리기, 걷기 등에 과도한 노력을 배분하면 운동의 유익한 효과는 충분히 얻지 못하고 부상이나 관절의 손상을 경험할 가능성이 높다.

내재역량의 핵심을 차지하는 이동성 도메인을 관리하려면 체성분과 체형, 운동의 세부 도메인을 수시로 점검해야 한다. '몸에 좋은 약은 입에 쓰다'라는 생각으로 생활습관을 바꿔보자. 처음에는 약간 불편하지만 남은 시간 동안 누릴 수 있는 편안함은 복리처럼 불어날 것이다.

올바른 삶의 방향은
자세에서 시작된다

1980년대 이전에 태어난 세대가 그 이후에 태어난 세대에 비해 축복을 받은 점이 있다. 그들은 삶의 습관이 형성되는 청소년기와 초기 성인기에 스마트폰과 태블릿PC가 없는 상태로 살 수 있었다는 것이다. 스마트폰과 태블릿PC가 일상을 장악하기 전까지 젊은 성인에게 발생하는 근골격계질환은 운동선수나 특정 작업환경에 노출된 직업군에서나 관찰되는 흔치 않은 질병이었다.

그러나 2010년대를 지나면서 자세와 연관해 발생하는 근골격계질환은 전 국민이 경험하는 주요 질병으로 자리 잡았다. 건강보험심사평가원 〈국민관심질병통계〉에 따르면 2016년 대비 2020년의 척추질환 환자수는 3년 동안 13.7퍼센트 증가했다. 허리와 목의 질환 때문에 진료를 받은 사람은 1,157만 명에 이른다. 2019년 기준으로 허리와 목의 질환 때문에 진료를 받은 사람 중 약 22퍼센트가 20~30대일 정도로 젊은 인구의 비중도 높다. 장애보정생존 연수*에 따라 삶에 지장을 초래하는 중대한 질병의 순위를 매겼을 때 한국에서 허리 통증은 2008년에 당뇨병, 천식, 만성폐쇄성폐질환에 이은 4위였다. 하지만 2018년에는 당뇨병에 이은 2위가 되었다. 실제로 근골격계 통증을 치료하는 의료기관이 빠르게 늘고 있고, 도수치료를 포함해서 이와 연관된 진료는 실손보험을 포함한 진료비지불제도에서도 논란거리가 되고 있다. 《연합뉴스》에 따르면, 5개 주요 손해보험사가 지급한 비급여 재활·물리치료비는 2018년 2,392억 원에서 2020년 4,717억 원으로 늘어났으며, 2년 동안의 증가율이 97퍼센트가 넘는다.** 그만큼 어딘가가 불편한 사람들이 많다는 것을 방증하는 수치다.

잘못된 자세에서 시작되는 악순환

인체역학 연구에 따르면, 스마트폰의 사용은 등뼈가 앞으로 굽고 허리와 목을 긴장시키며, 목과 등의 통증을 증가시킨다고 알려져 있다. 안타깝게도 지난 몇 년 동안 스마트폰 사용의 중독성이 극적으로 높아진 데다가 코로나19로 전 국민이 영상미디어에 푹 빠져

---

* 질병으로 조기 사망해 손실된 수명과 질병을 가지고 살아가는 기간을 합한 것으로, 손실수명연수와 장애생활연수를 더해 산출한다.
** 하채림, 〈실손보험 최고 수령자 5명 중 3명은 도수치료에 수천만 원 '펑펑'〉, 《연합뉴스》, 2021. 12. 12.

2년여를 지내면서 대중교통과 거리, 엘리베이터와 식당에서 접하는 사람들의 자세도 눈에 띌 만큼 변했다. 몇 년 동안 전 국민의 자세 변화를 관찰한 대규모 연구는 없지만, 압도적으로 많은 사람이 시종일관 고개를 숙이고 스마트폰 화면을 보고 있다는 것은 분명하다. 지하철만 타도 이제는 서 있는 사람과 앉아 있는 사람 거의 모두가 등뼈를 앞으로 굽힌 자세로 스마트폰을 보고 있다. 이런 광경을 보고 있으면, 근골격계질환을 진료하는 의사들의 수입은 계속 늘겠다는 생각이 든다.

코로나19 이후 변화된 사람들의 모습은 그 전부터 예견되었다. 2019년 영국의 회사 펠로우즈Fellowes와 함께 행동미래학자 윌리엄 하이암William Higham 등은 미래 사무직 노동자의 건강상태에 대한 보고서 〈미래의 직장 동료The Work Colleague of the Future〉를 발표했다. 이 보고서에 따르면 독일 사무직 노동자들은 근무시간의 80퍼센트 이상을, 영국 사무직 노동자의 81퍼센트는 하루 평균 4시간 이상을 책상 앞에 앉아서 보낸다. 책상 앞에 앉아 같은 자세로 장시간 화면을 보면 몸의 형태가 구조적으로 변화한다. 허벅지근육이 짧아지고 등뼈와 어깨가 굽는다. 엉덩이관절과 어깨관절의 구조까지 달라져 제대로 서 있기도 어려워진다. 여기에 정상적인 신체활동의 감소에 따른 근력저하, 증가하는 업무시간과 스트레스로 인한 수면부족과 피로, 통증 그리고 줄어드는 식사시간 등이 이를 더 악화시킨다.

하이암 등은 이러한 예측을 바탕으로 사람만 한 실물 크기의 인

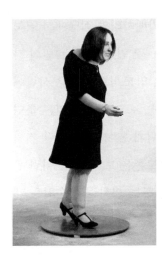

형 '엠마 Emma'를 만들었다(그림 13). 굽은 등뼈, 그를 보상하는 목의 긴장과 둥글게 휜 어깨, 볼록 튀어나온 배, 부종이 생긴 팔과 다리는 가속노화 생활습관에 스마트기기 장기간 사용이 더해졌을 때 일어나는 체형 변화의 결과와 정확히 일치한다.

사람의 자세는 근골격계질환을 넘어서는 광범위한 파급효과를 불러온다. 몇몇 연구에 따르면, 똑바로 앉은 자세를 유지하면 긍정적인 마음을 가질 수 있고 인지기능이 좋아질 가능성도 있다. 또한 스트레스 상황에서 자존감을 지켜주고 우울감을 줄일 수도 있다. 우울감이 있으면 자세가 구부정해진다는 고전적인 관찰 결과와 함께 생각하면 자세와 인지, 기분은 상호작용할 가능성이 높다. 이렇게 머리와 몸이 연결되어 상호작용한다는 개념이 보디피드백body feedback이다. 이에 따르면 나쁜 자세를 유지하는 경우 동일한 영양섭취와 운동습관을 유지하더라도 배는 더 볼록해지고 팔다리는 앙상해질 가능성이 높다.

안타깝게도 편하고자 하는 사람의 본성은 이 문제를 근본적으로 해결하지 못하고, 더 오랜 시간, 더 많이 고통받는 방향으로 이끄는 것 같다. 스마트기기 사용을 줄이고 체계적으로 근력운동을 하며 수축된 근육을 스트레칭으로 늘리려는 등 능동적으로 노력하기보다는 주사나 마사지, 물리치료, 진통제와 근이완제 같은 일시적이고 수동적인 해소 방안을 찾는 것이 그 예다. 의사들은 너무 바쁘기도 하거니와, 근본적인 해결 방안을 노력해서 설명해도 환자가 잘 받아들이지 않으니 자포자기한다. 그 결과 어쩔 수 없이 발생한 통증에 대해서만 약이나 주사 등을 처방하는 경우가 많다. 나아가 사람의 이러한 심리를 이용해서 무언가를 먹거나(수많은 보조제) 붙이거나(전기나 열, 물리적 자극 등을 이용한 수많은 기기) 해서 고통과 노력 없이 빠르게 문제를 해결할 수 있다고 광고하면서 돈을 버는 기업과 사람들이 있다. 그러나 어느 정도의 불편을 감수해야만 근본적인 문제가 해결되고 장기적인 불편과 고통이 감소될 수 있음을 다시 한번 기억하자.

노화를 이기는 자세습관

일과 중 가장 많은 시간 동안 취하는 앉는 자세부터 생각해보자. 척추만곡(척추의 굽이)을 정상화하기 위해 배를 잔뜩 내밀고 앉거나, 모니터를 잔뜩 높여 목을 쭉 뽑고 앉는 경우가 있다. 통증을 일시적으로 완화할 수는 있겠으나, 근본적인 불균형을 개선해주지는 못한다. 대부분은 척추 정렬을 전반적으로 신경 쓰는 자연스러운 자세를 잡는 것이 기본이 되어야 한다. 앉은 상태에서 골반뼈를 만

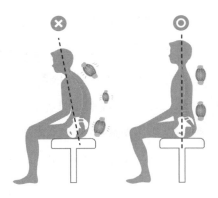

그림 14 | 일을 할 때 왼쪽 그림처럼 앉는 경우가 많다. 그러나 오른쪽 그림처럼 궁둥뼈결절을 이용해 바르게 앉으면 척추가 불필요하게 긴장하지 않고 등뼈가 앞으로 구부러지지 않는다.

지면 작은 동전만 한 돌출부를 찾을 수 있는데(궁둥뼈결절), 이 뼈가 의자의 착좌면과 닿도록 앉는 것이 기본이다. 이 상태로 등뼈가 앞으로 굽지 않게 신경을 쓰면 자연스럽게 복근에 힘이 약간 들어간다(그림 14의 오른쪽). 그다음 자연스럽게 앞을 바라보면 머리부터 척추, 궁둥뼈결절이 안정적인 수직선을 만들고 목 뒤의 긴장이 상당 부분 해소된다.

그동안 잘못된 자세로 앉았던 사람이라면 이 자세를 유지하는 것만으로도 넙다리네갈래근과 장딴지근육, 어깨 주변부 근육에 긴장을 느낄 것이다. 처음부터 긴장해서 억지로 바르게 앉으려고 하는 것은 좋지 않다. 몇 개월에 걸쳐 코어근육을 강화하고 스트레칭을 충분히 하면 점차 긴장 없이 바르게 앉을 수 있다. 긴장 없이는 제대로 앉지 못하는 원인은 대부분 코어근육의 상대적 취약성과 상체의 가동성 제약이다.

이 자세로 앉으려면 의자는 착좌면이 딱딱하고 평평한 것이 좋다. 딱딱한 의자의 장점은 똑같은 자세로 장시간 앉아 있기 어렵게 해준다는 것이다. 같은 자세로 오랫동안 앉아 있으면 대사적 가속노화를 일으키고 근육은 불필요하게 긴장할 수 있다. 심지어 사람의 두뇌도 애초에 오랜 시간 앉아서 집중하는 것에 최적화되어 있지 않다. 그러니 몸에 좋지 않은 자세로 오래 앉아 있게 해주는 푹신하고 편안한 의자는 애초에 좋을 것이 없다. 프란체스코 시릴로Francesco Cirillo가 제안해 유명해진 포모도로 기법Pormodoro Techique(25분 일하고 5분 휴식하는 방법)을 적용해서, 25분 동안 앉아서 열심히 일한 후 짧은 휴식시간 동안 일어나서 몸을 풀어주는 것도 좋은 방법이다.

그림 14의 오른쪽 자세와 같이 바르게 앉으려면 머리에 가해지는 중력의 방향이 척추 중심선 위에 있도록 한다. 그리고 이 자세에서 엉덩이관절을 자연스럽게 늘이면 바르게 선 자세가 된다. 올바른 방법으로 운동을 열심히 해도 생활 속에서 하루 종일 잘못된 자세로 앉는다면 전체적인 균형은 악화된다. 그러니 지하철이나 엘리베이터를 기다리면서 서 있을 때나 걷기, 계단 오르기 등의 일상 동작을 하면서 바른 자세를 유지하고 있는지 자각하는 것이 중요하다.

오랜 기간 나쁜 습관이 굳어진 경우에는 이러한 일상 동작을 자연스럽고 바르게 하는 방법 자체를 잊어버리는 경우도 많고, 스스로 머릿속에 상상한 바른 자세가 오히려 한쪽 방향으로 긴장된 자세인 경우도 많다. 따라서 자각하려는 노력과 함께 전문가의 점검과 조언을 받는 과정이 필요하다. 물리치료사의 조언과 교정을 받는 것도 좋고, 특히 스스로에 맞는 자연스러운 자세를 찾는 방법으로 기공*이나 알렉산더테크닉을 공부해보는 것도 좋다. 10년 이상 나쁜 습관이 누적되었다면, 그만큼의 시간 동안 노력해서 개선하겠다는 생각으로 습관을 바꿔나가면 된다. 이러한 개선 효과는 노인을 대상으로 수행한 연구에서도 관찰된다. 그러므로 100년 인생의 중추적 역할을 차지하는 이동성 도메인의 내재역량 관리를 위해서 자신의 자세가 바른지는 꼭 살펴보기를 권한다.

---

* 기공 기법 중 특히 의자에 앉아 있는 듯한 자세(태권도의 기마자세와 비슷하다)를 유지하는 '참장站椿'은 취약해진 자세 근육들을 보강하고 불필요한 긴장을 제거하는 데 상당히 효과적이다.

운동습관만큼 든든한
노후자산은 없다

사람들은 현재와 미래의 신체기능을 연결해 생각하기 어려워한다. 사회체제와 통계의 해석, 보건의료행정이 모두 그렇게 짜여 있기 때문이다. 또한 65세가 되면 갑자기 온몸이 노인의 몸으로 바뀔 거라는 막연한 착각도 한몫하는 것 같다. 이처럼 나이가 든 후의 삶이 현재의 삶과 완전히 분리된 먼 미래라고 생각하는 경향은 젊은 사람일수록 더욱 강한 듯하다. 그들은 짧고 굵게 살겠다고 호기롭게 이야기한다. 지금은 다른 중요한 일이 많아서 바쁘니, 운동을 비롯한 몸 관리는 나중으로 미루겠다고 생각하는 경우도 많다.

하지만 신체기능은 생애주기에 걸쳐서 연속적, 점진적으로 변화한다. 어느 순간 갑작스레 노인의 몸을 갖는 것이 아니다. 또한 점진적으로 노력해서 만들고 관리한 신체기능은 갑자기 어딘가로 사라지지 않는다. 열심히 공부한 노력이 평생 인지기능의 자산이 되고, 안정적으로 구축한 자산 포트폴리오 역시 평생 의지할 수 있는 방호벽이 되는 것과 마찬가지다.

운동의 과학적 효과

이동성 도메인, 곧 신체기능을 관리하기 위한 노력은 언제, 얼마나 해야 할까? 수렵채취사회의 인간은 현대인에 비해 신체활동량이 압도적으로 많았다. 과거 인간은 움직이고 먹고 쉬는 기계였다. 하지만 현대 도시인이 하루 종일 이동성 세부 도메인의 역량을 키우는 데 모든 시간을 할애할 수는 없는 노릇이다. 과학자들은 오랫동안 많이 운동해도 과연 유익한 효과가 있을지에 대한 답을 찾고자 했다. 운동의 총량과 이동성 세부 도메인 기능의 스펙트럼에서 정점에 있는 인구집단인 전문운동가master athletes를 연구한 것이다. 이들을 베테랑 운동선수 또는 시니어 운동선수라고도 한다. 모든 운동 영역에서 활동할 수 있는 나이는 정해져 있지 않지만, 통상적으로 전문운동가는 은퇴 연령을 훨씬 넘긴 후에도 해당 종목에서 계속 훈련하고 대회에 출전하는 사람들로 정의한다. 신체기능과 노화 영역에서 연구대상은 보통 50세 이상의 전문운동가들이다.

전문운동가들은 해당 연령 집단에서는 신체기능이 가장 좋은 사람들이다. 그런데 이들을 다시 연령별(가로축)로 쭉 배열해서 비교해 보면 사람의 힘으로는 어찌할 수 없는 세월의 효과만 분리해서 볼

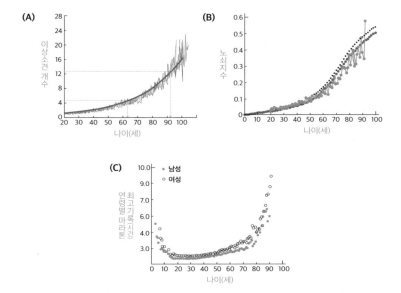

그림 15 | (A) 연령에 따라 증가되는 평균적 이상소견 개수 곡선.[*] (B) 이상소견과 전체 측정변수 개수 비율(고장률)을 0~1사이의 비율로 표시한 노쇠지수 곡선.[**] (C) 연령별 마라톤 최고기록 곡선.[***] 인체의 이상소견을 대규모 인구집단에서 평균으로 나타내면, 생활습관이나 유전자의 차이는 제외한 세월의 영향을 관찰할 수 있다.

수 있다. 그림 15-C에 나타낸 연령별 마라톤 최고기록곡선은 대규모 인구집단의 평균적인 노화 정도를 나이에 따라 표현한 것(그림 15-A, B)과 매우 유사하다.

---

[*] Mitnitski A, Song et al., "Assessing Biological Aging: The Origin of Deficit Accumulation", *Biogerontology*, 2013 Dec;14(6):709-17.

[**] Taneja S, Mitnitski AB, Rockwood K, Rutenberg AD, "Dynamical Network Model for Age-related Health Deficits and Mortality", *Physical Review E*, 2016 Feb;93(2):022309.

[***] Knechtle B, Assadi H, Lepers R, Rosemann T, Rüst CA, "Relationship between age and elite marathon race time in world single age records from 5 to 93 years", *BMC Sports Sci Med Rehabil*, 2014 Jul 31;6:31.

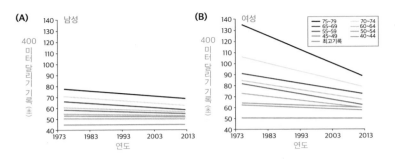

그림 16 | 전문운동가들의 기록은 역사적으로 전 연령 최고기록 개선속도에 비해 훨씬 빠른 속도로 개선되어 왔다.*

이렇게 보면 운동을 하나 마나 하다 싶기도 하지만, 그림 16을 보면 생각이 달라질 것이다. 시대가 흐를수록 체계적으로 운동한 사람들은 노화를 경험하더라도 동시대를 사는 젊은 운동선수들에 점점 가까운 기록을 보여주기 때문이다. 평균 수명이 훨씬 짧고 양질의 식사를 하기 어려웠으며, 운동의 세부 도메인에 대한 개념이 없었던 먼 옛날에 비해 근래에 운동을 배운 전문운동가들은 신체 기능의 감퇴 속도가 훨씬 느려졌다고 해석할 수 있다. 체계적인 영양과 운동 방법에 대한 개념이 잡히고 건강관리 기술도 발달한 결과 덕분이다.

전문운동가가 아니더라도 젊은 성인기에 운동을 많이 한 집단은 운동을 별로 하지 않은 사람들에 비해 노년기의 신체기능이 좋

*　Tanaka H, Tarumi T, Rittweger J, "Aging and Physiological Lessons from Master Athletes", *Comprehensive Physiology*, 2019 Dec 18;10(1):261-296.

다는 연구 결과가 있다. 노화에 따른 만성질환의 발생도 당연히 유의미하게 적고, 인지기능도 좋다. 또한 주로 앉아서 생활한 사람들의 심폐지구력은 노년기에 접어들었을 때 젊은 성인 인구집단의 하위 20퍼센트 이하로 쇠퇴한다. 반면 전문운동가들의 심폐지구력은 나이가 들어도 젊은 성인 인구집단의 최상위권에 해당하는 기능을 유지한다. 이 모든 결과를 종합하면 누적 운동량은 많으면 많을수록 좋다.

부작용 없는 치매 예방약

고강도 운동을 할 능력을 젊어서 갖춰놓으면 다음과 같은 장점이 더 있다. 숨이 가쁘고 땀이 뻘뻘 나게 운동하면 미토콘드리아의 생성을 돕고 복부지방을 태우며 근육이 에너지를 더 효과적으로 처리할 능력을 갖추게 된다. 혈관이 탄성을 유지하며 뇌와 근육에서는 뇌세포의 회복을 촉진하고 노화속도를 늦추는 유익한 호르몬들을 만들어낸다. 중추신경계의 여러 회로도 불꽃처럼 켜지는데, 이는 그 자체로 부작용이 없는 항우울제이자 진통제로서 효과가 있다. 고강도 운동을 하는 동안 이메일이나 스마트폰 알림 같은 외부자극에서 잠시 벗어나 몸의 감각과 호흡에 집중하면 그 자체로 마음챙김이 된다. 이러한 여러 효과를 반영하듯 일상에서도 격렬하게 운동하는 선수들은 기억력, 집중력을 포함해 전반적 인지기능이 훨씬 잘 보전되어 있다. 이런 증거들을 종합하면 고강도 운동을 꾸준히 하는 습관은 부작용이 별로 없는 치매예방약을 평생 복용하는 것과 마찬가지다.

이러한 신체기능 자산을 쌓으려면 가능한 한 젊을 때 운동능력을 키워놓아야 한다. 이상소견이 쌓여 여러 가지 만성질환이 발생하면 질환과 복용하는 약들 때문에 상당히 제한된 운동밖에 할 수 없다. 노화가 진행되면서 호르몬의 변화, 대사체계의 변화, 신경계통의 변화가 일어나기 때문에 같은 강도로 운동하더라도 그것이 기량 향상이나 근육량 증가로 이어지는 폭이 줄어든다.* 또한 근골격계 노화가 어느 정도 진행되면 관절의 가동 범위가 제한되며, 유연성이 떨어져 운동을 하면서 발생할 수 있는 잠재적 부상은 더욱 커진다.

여러 제약이 있어도 노년기에 운동을 처음 시작해서 전문운동가에 준하는 기량을 얻게 되는 사람들이 있다. 하지만 언어나 악기를 배울 수 있는 능력이 어릴 때 현저히 높은 것처럼, 이동성 도메인의 기능을 강화하려면 일찍부터 신경 써야 한다. 이동성 도메인의 역량을 키우는 데 시간을 아껴서는 안 된다는 말이다. 바빠서 운동을 하지 못한다고 말하는 것은 스스로의 미래를 적극적으로 파괴하고 있다고 광고하는 것임을 자각해야 한다.

---

* 생물학적으로 일정량의 단백질 섭취와 운동을 통해 근육이 자극되면서 생성되는 근단백의 양이 현저히 줄어드는 동화저항anabolic resistance이라는 현상이다.

노년기가 되면 한 사람이 평소 걷는 속도는 그 시점에서의 기대여명을 얼추 반영한다. 노년 인구집단을 대상으로 하는 연구에서는, 평소 보행속도를 초속 1미터로 유지하면 10년 내에 사망할 가능성이 거의 없는 것으로 나타났다. 급사나 예측하기 어려웠던 암으로 인한 사망을 제외하면 이동성 내재역량은 사람의 건강 전반을 반영하는 단적인 지표라 할 수 있다. 노후를 위해 정말 최소한으로 필요한 운동량은 적어도 한 번에 30분 이상 고강도 운동을 꾸준히 주 2회 이상 하는 것이다. 젊을 때 국민연금을 납입해서 노후를 대비하는 것처럼 이 정도는 해야 이동성 도메인의 기능을 저축해놓는 것이라고 할 수 있다. 평소 운동을 하지 않던 사람이라면 이런 운동을 너무 갑자기 시작하지는 않는 것이 좋다. 대신 점진적으로 근력, 유연성 등 세부 도메인의 역량을 키워나가면서 운동 강도와 지속시간을 늘려야 한다. 이렇게 해서 갖춘 이동성 내재역량을 노후자산을 관리한다는 생각으로 평생 동안 꾸준히 가꾸고 돌보면 된다.

3부

시계를 거꾸로 돌리는 무기, 마음

_노화의 속도를 늦추는
두 번째 기둥, 마음건강

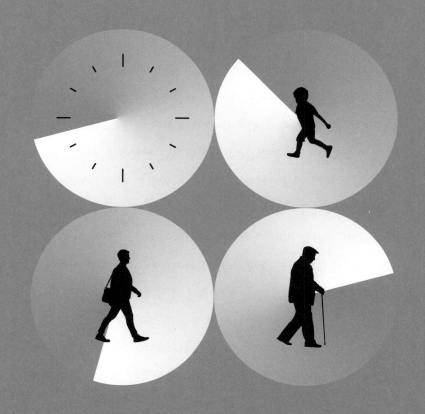

마음을 놓치면
삶도 놓친다

많은 사람이 '나중에 치매에 걸리면 어쩌지?'라고 걱정한다. 인구 구조가 변화하면서 치매에 따른 사회경제적 비용이 급격히 증가하고 있다. 또한 고령의 가족을 돌보는 과정에서 느꼈던 고통 때문에 스스로가 나이 들었을 때는 독립적인 생활을 유지하기를 바라고, 이를 위해 건강관리를 계획하는 사람들이 점차 늘고 있다.

이러한 인지기능을 보존하고자 하는 열망이 왜곡된 방향으로 표출되기도 한다. 이미 가속노화 사이클에 빠진 상태에서 인지기능이 희미해짐을 느낀 장년, 노년기 환자들이 '뇌영양제' '치매예방약'을 처방받으러 진료실에 오는 경우가 무척 많다. 약으로 머리가 좋아지고 싶어하는 사람들의 열망은 굉장히 강력해서, '뇌영양제'로 소문난 한 의약품이 2020년에 국내에서 무려 8억 개(처방금액 4,257억 원)나 처방되었다. 사실 그 약은 광범위한 정상인 인구집단

128

에서 인지기능저하를 예방한다는 근거가 없는데도 말이다.

이제 마음건강 도메인에 대해 다룬다. 이 도메인의 핵심은 인지와 정서다. 노인의학적 사고를 바탕으로 사람의 기능을 이루는 도메인 간의 연결성과 그 파급효과를 생각해보자. 이동성을 강화하면 마음건강을 개선할 수 있고, 마음건강을 개선하면 다시 이동성이나 전반적인 건강상태가 개선된다. 결국 치매를 예방하는 방법은 '머리 좋아지는 약'을 먹는 것이 아니다. 마음건강과 연결된 여러 요소를 살피고 삶의 습관을 개선해서 '머리가 좋아지는 생활습관'을 만드는 것이 핵심이다.

마음이 하는 일

랜싯위원회Lancet Commission에서 치매 발병 위험과 관련된 연구를 종합해서 발표한 보고서에 따르면 전체 치매 환자의 발병 원인 중 40퍼센트 정도는 예방 가능한(무언가를 시도해볼 수 있는) 요인들이다. 청력저하(8퍼센트), 불충분한 교육(7퍼센트), 흡연(5퍼센트), 우울(4퍼센트), 사회적 고립(4퍼센트), 외상성뇌손상(3퍼센트), 신체활동 감소(2퍼센트), 고혈압(2퍼센트), 대기오염(2퍼센트), 음주(1퍼센트), 비만(1퍼센트), 당뇨병(1퍼센트) 등이 바로 그 요인들이다. 이 결과는 술을 끊으면 치매 발병 확률이 1퍼센트 줄어든다는 뜻이 아니다. 전체 치매 환자의 1퍼센트는 술 때문에 치매가 생겼다는 의미로 젊어서부터 과음을 하던 사람이 술을 끊으면 치매의 발병 가능성을 큰 폭으로 낮출 수 있다는 뜻이다. 그런데 이렇게 나열된 원인은 대부분이 책에서 이야기하는 내재역량이나 가속노화 사이클을 구성하는 요소와 거의 일치한다. 결국 젊어서 내재역량을 잘 관리하면 인지기능저하를 예방할 수 있다는 뜻이다.

이렇게 인지와 정서의 내재역량을 기르는 방법으로 나는 마음챙김을 가장 먼저 다루려고 한다. 치매를 예방하는 생활습관에는 포함되지 않은 '마음챙김'을 이야기하는 것이 조금 의아하게 보일 수도 있다. 앞서 이야기했듯이 사람의 마음가짐은 모든 행동과 계획의 근원이다. 모든 도메인에 영향을 끼쳐 장기적인 삶의 방향을 설정하는 내비게이션 역할도 한다. 그 내비게이션의 설정값이 가속노화의 악순환에서 멀어지게 만들기 위해서는 마음의 엔트로피를 가다듬어야 하는 이유다. 이를 위해 지난 2,500년 동안 인류가 연구한 결과 만들어낸 효과적인 방법이 좌선坐禪과 이를 현대적으로 적용한 마음챙김 명상*이다. 그리고 마음챙김의 가장 기본은 몸 안팎의 감각이나 호흡에 집중하는 것이다.

인간의 마음은 늘 이리저리 방황하고 그 방황은 마음의 엔트로피를 높이도록 설계되어 있다. 마음속 탐욕, 분노, 어리석음은 현

---

* 초기 불교 명상의 일종인 위빠싸나vipassana 명상의 핵심 요소인 사티sati(지금 현재에 마음을 두어 자세히 살피는 것)를 서구에서 'mindfulness'로 번역한 것이다. 국내에서는 '마음챙김' 또는 '마음다함'이라고 한다. 그러나 초기 불교의 구체적이고 세분화된 사티의 정의와, 근래의 마음챙김 명상의 광범위하고 느슨한 조작적 정의에는 다소간의 차이가 있다(정준영, 박성현, 〈초기 불교의 사티와 현대심리학의 마음챙김: 마음챙김 구성개념 정립을 위한 제언〉, 《상담 및 심리치료》 22권 1호, 2010. 02.).

상을 있는 그대로 받아들이지 못하고 결과적으로는 고통이 증가되는 방향으로 판단하고 행동하게 만든다. 예컨대 몇 년 전부터 사람들이 사용하는 '시발 비용'이라는 신조어가 있다. 스트레스를 견디기 위한 소비 비용을 말한다. 하지만 시발 비용이 남기는 것은 더 심해진 번뇌와 우울, 흐릿해진 판단력, 스트레스의 결과인 대사질환과 염증을 비롯한 가속노화 현상뿐이다. 마음의 결핍감을 더 많은 소비로 해소할 수 있다고 생각하고 남이 가진 것이나 누리는 외형적인 것들과 자신의 것을 비교하는 어리석음이 탐욕, 스트레스를 일으키고 그 결과 소비와 탐닉이 늘어난다.

불교에서는 인간의 고통을 만드는 근원으로 탐욕(貪, 탐할 탐), 분노(瞋, 눈 부릅뜰 진), 어리석음(癡, 어리석을 치), 이렇게 세 가지를 꼽아 삼독三毒이라고 말한다. 균형 잡힌 신체활동과 운동, 가속노화를 예방하는 절제된 식습관과 금주, 금연 등의 생활습관은 이 삼독이 가속노화로 이어지는 악순환을 끊어준다. 하지만 탐욕, 분노, 어리석음의 불씨가 끊임없이 타오르는 상황이라면 마치 뒷산이 모조리 다 타버리는 데도 마을 입구에서 집을 지키기 위해 물을 뿌리고 있는 것과 다르지 않다.

가속노화 사이클에 흠뻑 빠진 사람들은 '나'(에고)에게 강하게 몰입하는 경우가 많고 이는 마음챙김이 되어 있지 않은 상태라는 점이 늘 안타깝다. 그들은 원하는 목표(예를 들어 더 나은 건강상태)를 달성하기 위해서 가치관, 생각, 습관을 교정해야 한다는 조언을 들어도 수용하지 못한다. 자아가 자각을 가로막는 것이다. 이런 한계

때문에 많은 의사가 '운동하고 식사는 지중해 식단으로 바꾸세요'
라고 말해도 환자들의 생활습관이 별로 달라지지 않는 것일지 모
른다.

마음챙김의 과학적 효과

마음챙김의 요소로는 크게 다음의 세 가지가 있다.

① 현재 떠오르는 생각이나 몸 안팎의 감각기관을 통해 느껴지는
   여러 가지 정보를 관찰하고 자각하며 구체적으로 기술하고 명명
   하기
② 이러한 정보들에 대해 옳고 그름 또는 참과 거짓 등을 판단하지
   않고 있는 그대로 보고 받아들이기
③ 현재 순간에 집중하기

호흡이나 감각에 집중하기 위해 떠오르는 생각을 억제하려고
애쓰지 않는다는 점이 중요하다. 관찰과 자각의 과정을 통해 자신
의 마음이 현재에 머물게 만드는 것이다. 이러한 훈련은 우울증을
겪는 경우 우울감이라는 증상으로 나타나는 끊임없는 과거 기억
의 반추rumination나 불안장애에서 문제가 되는 미래에 대한 걱정을
다스리는 효과가 있다. 나아가 2020년대를 사는 사람들이 가장 어

려워하는 '아무것도 하지 않고 쉬기'를 할 수 있는 능력을 만들어준다. 도파민 중독에서 벗어나 자연스러운 뇌를 되찾기 위한 회복 훈련인 것이다.

틱낫한Thich Nhat Hanh은 그의 책《삶의 지혜The Art of Living》*에서 다음과 같이 말했다.

"마음을 다해 호흡합니다.

들이쉬는 숨과 내쉬는 숨을 그냥 즐기면 됩니다.

마음과 몸이 하나가 되게 하고 온전히 살아 있음을 그 놀라움을 느껴 보세요. 살아 있다는 것이 이 세상에서 가장 큰 기적입니다.

…… 우리 모두 몸을 지나치게 혹사시키고 긴장하게 만들고, 통증이 쌓일 때까지 밀어붙이면서 살고 있습니다. …… 모든 신경을 호흡에 집중하고 여러분의 몸의 존재를 이해하고 느끼려고 노력하면 됩니다. …… 마음이 풀리면서 편안해질 것입니다. 이것은 화해의 몸짓이고 사랑의 행위이기도 합니다."

현대인의 뇌는 자극에 즉각적이고 본능적으로 반응하는 데 익숙하다. 마음챙김 명상에 익숙해지면 자아와 관련된 것을 감정이나 행동으로 연결하지 않고 객관적으로 관찰하는 사고의 틀을 갖게 된다. 예를 들어 우울과 분노는 자신이 인식하는 상황과 이루어

---

* 정윤희 옮김, 성안당, 2018.

지기를 바라는 상황의 괴리를 감정으로 해석한 결과라고 볼 수 있다. 이 괴리를 굳이 '불만족'이라는 감정으로 연결하는 과정을 인식하면 그 상황 자체를 바라보게 된다. 노래나 악기 연주를 꾸준히 연습하다 보면 아주 미세한 음정이나 박자의 차이, 음량의 변화를 분석하는 인식의 틀이 생긴다. 이와 마찬가지로 자신의 의식으로 들어오는 정보에 스스로가 어떻게 반응하는지를 분석하는 능력이 점차 섬세해지는 것이다.

무작위 대조군 임상시험을 포함한 수많은 임상연구를 통해 마음챙김의 긍정적인 효과가 입증되고 있다. 젊은 성인을 대상으로 한 연구 결과에 따르면 마음챙김이 집중력, 작업기억력, 문제해결력을 개선하며 기말고사 같은 심리적 스트레스 상황에서 긍정적 자세를 유지하는 데 도움이 되었다. 마음챙김이 몸의 염증물질을 감소시키는 데 도움이 된다는 연구도 있다. C반응성단백질carbon reactive protein, CRP이나 인터류킨6Interleukin6, IL6 등의 염증물질 수치가 만성적으로 상승하는 것은 여러 가지 심뇌혈관질환을 일으키는 가속노화 상태라고 할 수 있는데, 이 기전을 마음챙김이 제어할 수 있었다. 마음챙김을 통해 디폴트모드네트워크의 연결성도 변화될 수 있었다. 디폴트모드네트워크는 감정 반응을 관장하는 편도체, 몸의 자율신경계 조절의 중추인 시상하부 등과 연결되어 있는데, 이렇게 마음챙김으로 리모델링된 디폴트모드네트워크는 마음과 몸을 이어 몸의 가속노화를 제어하는 중재자 역할을 한다고 볼 수 있다.

실제로 미국의 존 카밧진Jon Kabat-Zinn이 만든 마음챙김-스트레스 완화 mindfulness-based stress reduction, MBSR 는 마음챙김의 과정 자체에 주목한 8주간의 프로그램이다. 이 프로그램은 여러 가지 형태로 변형되어 만성통증이나 우울증, 불안, 외상후스트레스장애post traumatic stress disorder, PTSD, 알코올이나 약물 등 물질사용장애substance use disorder 등을 치료하는 데 쓰이고 있다.

마음챙김으로 건강을 되찾는 법

마음챙김 훈련도 운동과 마찬가지로 여러 가지 방법으로 배우고 실천할 수 있다. 짧게는 5분, 길게는 1시간 이상 호흡에 집중하는 훈련을 매일 습관화하면(공식 수련), 자연스럽게 먹기, 걷기나 집안일 등 여러 가지 일상생활을 하는 과정에서도 그 순간에 집중하는 훈련(비공식 수련)을 하게 된다. 명상을 위한 앱이나 마음챙김 가이드 관련 유튜브 동영상들을 사용해보는 것도 괜찮다. 근력운동의 효과가 정서, 인지, 대사 등의 다른 영역으로 파급되는 데 2~3개월이 걸리는 것처럼, 마음챙김이 광범위한 효과를 발휘하는 데에도 비슷한 시간이 걸린다. 또 충분히 수련하고 나면 그 효과가 1년 이상은 유지될 수 있다.

처음에는 호흡에 집중하는 것이 어려울 수 있다. 시작할 때는 코끝에서 공기의 흐름을 느끼거나 배와 가슴의 움직임에 집중하는데, 호흡을 '관찰'하는 것이지 '조절'하는 것은 아니다. 자연스럽게 호흡해야 한다고 생각하면 할수록 오히려 긴장할 수 있다. 호흡을 생각하지만 호흡에 대해 생각하려 집착하지는 않아야 한다. 서거나 앉거나 누운 모든 자세에서 몸에 긴장한 곳이 있는지 살펴보자. 입꼬리를 살짝 들어올려 아주 고요한 미소를 지어보면 긴장이 해소되는 것을 느낄 수 있다. 호흡을 바라보고 있으면 여러 가지 생각들이 머릿속에 떠오르지만 억누르려 하지 않고 그대로 바라본다.

호흡에 집중하는 것을 도와줄 방법으로 '수식관數息觀'*이 있다. 숨을 세는 과정을 연습하는 것이다. 들숨에 1, 날숨에 2를 붙이기도 하고 들숨만 세거나 날숨만 세기도 한다. 개인적으로는 하나의 호흡주기인 들숨과 날숨을 합쳐 1로 세는 것이 가장 편했다. 이렇게 해서 8회 또는 10회를 한 묶음으로 간주하고 몇 묶음씩 집중해본다. 억지로 집중하기 위해 노력하지 않고 생각이 흐트러지면 다시 1로 돌아온다. 지하철, 버스, 엘리베이터 등에서 연습하면 아주 좋다. 호흡에 집중하는 것이 조금씩 익숙해지면 일상생활에서의 비공식 수련으로 마음챙김 영역을 확대할 수 있다.

마음챙김 훈련은 바른 자세를 연습하는 것과 마찬가지로 정신 없이 바쁜 삶에서 스스로를 돌아볼 닻을 만들어놓는 것과 같다. 단

---

* 대개는 크게 네 단계로 구성된다.
　① 들이쉬는 숨이 길면 길게 들이쉰다고 꿰뚫어 알고, 내쉬는 숨이 길면 길게 내쉰다고 꿰뚫어 안다.
　② 들이쉬는 숨이 짧으면 짧게 들이쉰다고 꿰뚫어 알고, 내쉬는 숨이 짧으면 짧게 내쉰다고 꿰뚫어 안다.
　③ 숨의 전 과정을 경험하면서 알아차리며 숨을 놓치지 않는다.
　④ 숨을 고요히 하면서 미세한 숨을 알아차린다.

기적으로는 마음건강 도메인에 효과가 집중되어 나타나지만, 가속노화의 불씨를 가라앉히는 데 큰 도움이 되며 중장기적으로 내재역량의 보존에 크게 기여한다. 또한 시발 비용처럼 마음건강 도메인의 내재역량을 넘는 스트레스 때문에 의사결정을 잘못하지 않도록 예방해준다. 같은 인지정보를 인식할 때 스트레스를 덜 받게 해주고, 마음건강 도메인의 내재역량을 향상시켜 더 큰 스트레스도 견디게 해준다. 이런 상태를 갖추고 나서야 비로소 열린 자세로 자신의 잘못된 생활습관이나 가치관을 바라보고 바로잡을 수 있다.

존 카밧진을 알고 마음챙김을 수련하면서 개인적으로 마음건강이야말로 노화지연 생활습관을 뒷받침하는 가장 중요한 원동력이라는 점을 느꼈다. 이는 여러 가지 요인 때문에 탐욕, 분노, 어리석음에 사로잡혀 마음챙김에서 멀어지면 어느 순간 가속노화 생활습관이 모락모락 피어오르는 것으로 더욱 실감했다. 사람의 뇌는 가만히 있어도 엔트로피가 증가하도록 만들어져 있고, 현대사회의 자극과 스트레스 역시 마음의 엔트로피를 높이는 방향으로 끊임없이 압박한다.

아쉽게도 마음챙김이 생활과 건강 전반에 끼치는 간접적이고 광범위한 중장기적 효과를 과학적으로 입증하기는 어렵다. 생쥐 같은 동물을 이용해서는 연구하기 어렵고, 그 효과가 사람에게서 나타나는 것을 관찰하는 데에는 수십 년이 걸리기 때문에 임상연구를 설계하는 것이 현실적으로 불가능하다. 아직까지 노화 연관 생체지표biomarker를 일생 동안의 마음챙김 정도와 비교한 양질의 연구들도 부족한 실정이다. 하지만 100세인 사람들을 대상으로 한 연구에서 장수한 사람들이 공통적으로 규칙적이고 절제된 삶의 방식과 긍정적 사고방식 등을 갖고 있는 것으로 나타났다. 이러한 결과를 토대로 생각하면 마음챙김을 삶의 습관으로 만드는 것은 그 효과에 비해 잃을 것이 거의 없어 상당히 수익률이 높은 투자다. 따라서 몸과 마음을 위한 최상의 영양제가 마음챙김이라고 생각하고 실천해보자.

몰입은 강력한
저속노화 인자

누구나 시간이 가는 줄 모르고 어떤 활동에 푹 빠졌던 경험을 해보았을 것이다. 사람이 과업을 수행할 때, 여러 가지 조건이 잘 갖추어지면 '몰입'을 경험할 수 있다. 몰입은 사람들이 외부적 보상이 없는 행동들에도 완전히 집중하는 현상을 바탕으로 1975년에 미하이 칙센트미하이Mihály Csíkszentmihályi가 처음 제시했다. 칙센트미하이에 따르면 몰입은 그 목표를 이루는 것이 쉽지 않고 과도하게 어렵지도 않아서 본인의 역량이 진가를 발휘할 수 있는 조건이 딱 맞춰지는 경우에 발생한다.*

몰입 상태에 도달하면 몸과 마음은 그 순간의 활동에 오롯이 집

---

* 이것은 칙센트미하이가 이야기한 몰입의 아홉 가지 요소 중 첫 번째 요소인 난이도-기술 균형에 해당한다. 나머지 여덟 가지 요소는 행동과 인식의 융합, 명확한 목표, 분명하고 확실한 피드백, 과업에 대한 집중, 통제하는 느낌, 자아·자의식의 상실, 시간 개념의 왜곡, 자기 목적적 경험이다.

중하게 되며, 외부의 자극(소리, 시간의 경과)이나 내부의 감각(통증, 배고픔, 과거나 미래 등 자아에 대한 잡생각)에 둔감해진다. '나'를 잊을 수 있는 상태, 무아無我인 것이다. fMRI를 이용하면 몰입과 유사한 상태에 이를 때 디폴트모드네트워크나 부정적 감정을 느끼는 편도체가 가라앉으며, 여러 가지 보상회로와 문제해결, 고위 인지를 담당하는 영역이 활성화되는 것을 관찰할 수 있다. 다시 말해 몰입은 훌륭한 집중상태인 동시에 마음의 엔트로피가 극단적으로 낮아진 상태다.

몰입에 이를 정도로 집중하는 경우 보상회로가 활성화되면서 정서적으로 유익한 파급효과를 만들어낸다. 보상회로가 반복적으로 활성화되면 과업에 대한 동기부여를 더욱 강화하므로, 결과적으로 더 많은 양의 과업에 노출되고 자연스레 실력이 향상된다. 그 결과 몰입을 반복해서 경험하는 사람은 과업 수행 자체를 통해 즐거움과 행복을 얻고 전반적인 삶의 질도 높아질 가능성이 있다. 몰입의 효과에 대한 많은 연구에 따르면 몰입과 학업 성적, 인지기능, 신체기능이 연관되어 있다. 이와 같은 몰입 선순환이 끊임없이 반복되면 일정한 경지에 이른 음악가, 운동선수나 전문직업인이 될 수 있다.

몰입을 방해하는 시대

하지만 현대사회는 몰입을 파괴한다. 우리는 과정을 즐기기보다는 결과로 평가받는 환경에서 자랐다. 점수나 등수로 서열을 매기는 교육, 입시와 취업 시스템은 과업을 즐기는 머릿속 몰입회로를 태워버린다. 결과중심적 사고방식에 오랫동안 노출된 채로 성인이 되면 돈이나 쾌락을 주는 활동 외에 무언가에 열중하는 일을 시간 낭비라고 여기는 경향마저 생긴다. 여기에 마음속 탐욕, 분노, 어리석음이 더해지면 순수한 몰입에서 만족을 찾기보다는 직위나 재산 등 외적인 것만 좇게 된다.

결과적으로 많은 직장인이 자신의 본업을 싫어하고 부차적인 방법을 활용해 사회경제적으로 높은 지위를 얻으려 한다. 그렇게 해서 높은 지위에 오르면 대부분 그 지위를 이용해서 몰입이 필요한 활동을 더욱 체계적으로 회피하게 된다. 고차원적 정신활동을 피하고 남에게 떠넘기는 것이다. 이런 경향은 한국 조직의 상층부에 가까운 사람들이 네트워킹과 의사결정이라는 명목하에 더 많은 시간을 골프와 음주 등에 할애하는 모습으로도 확인할 수 있다. 연구자가 연구를 하려 하지 않고, 의사가 진료를 하려 하지 않고, 교수가 학생을 가르치려 하지 않는 모습에서도 관찰된다. 이런 경향성 때문에 겉보기에 성공한 사람의 대부분이 오히려 육체적, 정신적으로 가속노화를 흠뻑 경험하고 마음의 엔트로피가 높아져 있다.

이렇게 마음의 엔트로피가 높은 사람들이 조직의 업무 목표와 체계를 결정하는 중요한 의사결정을 하다 보니, 일하는 환경은 더욱 몰입하기 어렵게 바뀐다. 예컨대 연구란 읽고 생각하고 실험하고 정리하고 쓰는 과정에서 집중력 있게 몰입해 그 부산물로 성과를 내는 것이 정상적인 과정이다. 하지만 연구소에서는 성과 목표치를 달성해야 한다는 목표 아래 3개월, 6개월, 12개월마다 끊임없이 보고서와 계획서를 제출해야 하고 수시로 불필요한 회의와 위원회에 참석해야 한다. 결국 연구 성과를 먼저 만들어놓고 가설과 실험 결과를 억지로 끼워 맞추어야 하는 상황이 벌어지면서 '연구를 위한 연구'가 양산된다. 그리고 이러한 시스템에 맞추어 정량 성과를 잘 만들어내는 사람이 이윽고 조직의 상층부에 올라 업무 목표와 작동체계를 결정하는 끔찍한 상황이 반복된다.

사무실도 업무에 몰입하기 어려운 환경이다. 사방에서 메신저와 메일, 전화 등으로 연락하며 급하다고 이야기한다. 끊임없는 산만함 때문에 무엇에도 집중할 수 없는 환경이다. 몰입을 잘하기 위해서는 일을 하면서 스스로 의미 있다는 생각이 들어야 하며, 동기부여가 충분히 이루어져야 하고, 적절한 피드백이 주어져야 한다. 명확한 역할과 목표가 제시되어야 하며 자주성을 느낄 수 있어야 한다. 하지만 관료화, 분절화된 직장 업무는 대부분 이러한 몰입의 조건과는 정반대의 특성을 갖고 있다. 도저히 의미를 알 수 없고 의사결정의 기본 전제조차 올바른지 의문인 업무가 '상부의 지시'로 끊임없이 내려온다. 이러한 업무를 처리하려다 보니 능률이 떨어지는 것은 물론 성과가 지리멸렬해지며 각 개인의 행복도도 떨어진다. 이런 모든 요인 때문에 의미 없는 일들이 무수히 쌓이고, 우리의 뇌는 방황하는 마음을 가라앉힐 여유를 갖기가 점점 어려워진다.

몰입근력을 키울수록 휘둘리지 않는다

몰입과 집중을 피하고 마음의 엔트로피를 높게 유지하는 것이 외형적 성공을 이루는 데 당장 큰 걸림돌이 되지는 않는다. 하지만 장기적으로는 개인의 전반적 내재역량을 파괴하는 삶의 방식이 분명하다. 사회가 요구하는 사람의 능력이 빠르게 변화할 뿐만 아니라 길어지는 생애주기에 필요한 개인적 역량의 포트폴리오가 수십 년 동안 끊임없이 진화하고 있다. 이런 흐름에서 무언가를 새롭게 터득해서 역량의 포트폴리오를 효과적으로 계발하고 동시에 그 과정에서 즐거움과 만족감을 느낄 가장 좋은 방법은 몰입이다.

《논어論語》에는 다음과 같은 구절이 있다.

"아는 자는 좋아하는 자만 못하며 좋아하는 자는 즐기는 자만 못하다(知之者不如好之者, 好之者不如樂之者)."

몰입의 위력을 이미 2,000년 전에 이야기한 것이다. 현대인은 시험을 통과하거나 규제에 맞추기 위해서 최단시간에 최소한의 요건만 습득하려 한다. 하지만 이러한 모래성 같은 역량으로는 단순 반복 업무를 수행할 수는 있어도, 그 업무를 통해 성취감을 얻거나 업무 관례상의 문제점이나 개선점을 분석하는 등의 고차원적인 사고활동을 수행하기는 어렵다. 반면에 몰입을 통해 어떤 기술을 자신의 것으로 만드는 과정이 습관화되면, 그 습관에 따라 점차 역량

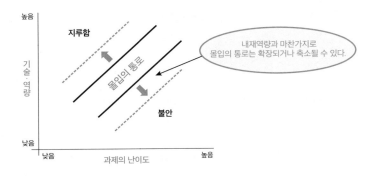

그림 17 | 칙센트미하이가 제시한 '몰입의 통로' 개념의 재해석. 몰입의 통로가 작동하는 영역의 범위 역시 몸과 마음의 내재역량에 따라 확장되거나 축소될 수 있다. 여러 가지 해로운 자극원에 중독되어 마음이 방황하는 상태에서는 몰입의 통로 폭이 0에 가까워질 것이다. 칙센트미하이는 초기에 제시했던 개념을 수정해서 과제의 난이도도 어느 정도 높으며 기술·역량도 높은 균형 상태에 이르러야 몰입이 일어날 수 있다고 이야기하기도 했다.

이 깊고 넓어질 뿐만 아니라 나중에는 더 적은 노력으로도 새로운 역량들을 내재화할 수 있게 된다. 어느 정도의 불편을 연습하는 것이 크고 장기적인 편안함을 만들게 되는 셈이다.

　몰입하는 능력은 근력과 마찬가지로 자신이 처한 당시의 환경과 신체, 정서 상태에 따라 달라질 뿐만 아니라 계발하거나 감퇴시킬 수 있다. 그림 17에서 몰입의 통로 바깥에 점선을 추가한 것은 그 때문이다. 앞서 이야기한 것처럼 몰입은 마음의 엔트로피가 낮은 상태이며 이는 가속노화 생활습관의 정반대인 마음챙김 상태에서 발현된다. 몰입은 각성제를 잔뜩 먹은 것과 비슷한 상태이고 반대로 마음챙김은 마음이 가라앉은 상태라고 생각하기 쉽다. 하지만 마음챙김은 현재에 마음을 오롯이 집중할 수 있는 상태를 만든다. 다시 말해 몰입은 과업에 대한 마음챙김이며, 몰입의 통로는 몸과 마음의 내재역량에 따라 변화될 수 있다.

나에게 맞는 몰입환경 설계하기

몰입 상태를 잘 유지하기 위해서는 다음과 같은 노력이 도움이 될 수 있다. 《몰입》의 저자 황농문 교수는 조용하고 집중할 수 있는 환경, 규칙적인 운동, 채소와 고기 위주의 식사가 몰입에 필요하다고 이야기한다.* 개인적으로는 여기에 충분하고 질 좋은 수면, 금주 상태, 스마트폰 등 자극원이 없는 환경, 마음챙김이 충분히 이루어진 마음을 모두 갖춰야 한다고 생각한다.

사람마다 하루 중에 자신의 집중력이 가장 높은 시간이 다른데, 그 시간을 찾아 최상의 몰입을 노리는 것도 방법이다. 실현할 수 있는 목표를 설정하는 것도 중요하다. 예를 들어 책 한 권을 집필한다고 가정해보자. 하루 동안 3부의 뒤쪽 절반을 쓸 것이고, 이번 몰입 주기에는 한 장의 앞쪽 세 단락을 쓰기로 정한다. 이렇게 손에 잡히는 목표를 설정해야 몰입하는 데 도움이 된다. 하지만 한 단어만 써도 문제가 없다는 편안한 마음으로 작업할 문서를 연다.

---

* 개인적으로는 탄수화물과 단순당을 섭취한 후 분비되는 인슐린과 반응적 저혈당에 따르는 부적절한 스트레스호르몬 분비가 몰입을 크게 저해하는 것 같다. 그 현상을 피할 수 있는 것이 채소와 고기 위주의 식사이니 황농문 교수의 관찰에도 동의하지만, 그것이 꼭 '육류'여야 할 필요는 없다고 생각한다. 예를 들어 고기 대신에 두부와 올리브오일을 먹어도 마찬가지 효과를 얻을 수 있다.

평소에는 전략적 사고를 하더라도 실천 단계에는 올라야 할 큰 산을 보지 않고 눈앞의 계단 한 개를 봐야 한다. 몰입이 시작되면 최상으로 몰입한 상태를 2시간 이상 연속으로 유지하기는 어려운 것 같다. 개인적으로는 몰입이 소진되면 운동이나 악기 연습을 하는 식으로 다른 활동을 하거나 잠을 자거나 마음챙김 명상을 시도하는 것이 큰 도움이 되는 것을 느꼈다.

마음챙김, 몰입은 사람마다 효과적인 방법이 다를 수 있다. 따라서 그날그날의 경험을 짧은 몇 문장으로라도 기록해놓으면 중단 기적으로 어떤 생활습관이 가장 효과적인지 확인하는 데 큰 도움이 된다. 마음방황의 정도나 몰입의 질을 주관적으로 정량화(0~10점)해서 기록해보는 것도 좋은 방법이다. 개인적으로는 아침과 점심에 탄수화물과 당분을 가능한 한 적게 먹고, 빠르게 5~6킬로미터 정도를 달리는 것이 마음의 방황을 가라앉히는 데 큰 도움이 되었다. 반면에 6시간 이하의 수면이 유지되는 상황*에서는 그 어떤 노력을 하더라도 몰입할 수 없었다. 가장 집중이 잘되는 시간은 밤 열한 시부터 새벽 한 시 사이였다.

몰입 연습을 할 때는 자신에게 맞는 최적의 조건을 귀납적으로 찾아내야 한다. 이런 연습을 꾸준히 해서 몰입근력을 키워내면 상당히 과제 난이도-기술·역량의 균형이 맞지 않는 상황에서도 몰입할 수 있다. 몇 년 전의 금요일 저녁, 급히 입석표를 끊어 타게 된

---

* 사람마다 생리학적으로 필요한 적정 수면시간에는 차이가 있다.

무궁화호 객실 뒷편 바닥에 앉아서 세 시간 동안 많은 양의 논문 원고를 썼던 적이 있다. 바로 옆에는 어린아이들이 놀고 있었다. 상당한 몰입근력이 만들어진 상황이라 가능했던 일이다.

마음챙김과 몰입근력이 동시에 갖춰지면, 마음건강의 선순환이 시작된다. 해롭고 즉각적인 여러 가지 자극원에 중독되어 망가진 보상체계가 수정되면서 마음이 평온하게 진정된다. 무엇보다 뇌가 몰입을 즐기도록 잘 정비되어 있으면 폭넓은 영역에서 즐거움을 얻으므로 시발 비용을 지출하는 해로운 자극이 애초에 필요 없게 된다. 자연스레 좋은 자극이 충만한 생애주기가 되는 것이다. 그 파급효과가 미시적·거시적인 사회관계를 통해 전파되어 더 많은 사람이 마음과 몸의 건강을 유지하는 기제가 될 수도 있다. 몰입을 파괴하는 세상은 이렇게 고칠 수 있다.

잠이 부족하다면
어떤 문제도 해결할 수 없다

지금의 직장에서 전문의로 근무한 지 1년 반 정도가 지난 시점이었다. 당시 하루 평균 15시간 이상 일을 하고 있었다.* 상급종합병원 의사의 3대 업무는 '교육, 연구, 진료'다. 보통 아침 회진 준비를 여섯 시 반 전에 시작한다. 그러고 나서 외래진료나 원내 회의들을 마치고 교육, 연구와 관련된 일을 시작하는 시점은 12시간 정도가 지난 저녁 일곱 시 정도다. 이때부터 다시 몇 시간 일을 더 하고 퇴근하는 생활을 반복하던 어느 날의 아침 회의 중이었다. 멍한 상태

---

* 2020년에 시행된 대한의사협회의 조사에 따르면 의사의 근로시간은 주당 상급종합병원 58.4시간, 종합병원 50.1시간, 병원 43.3시간, 의원 42.9시간이다. 아주의대 김대중 교수는 "직원들은 오전 여덟 시에서 다섯 시까지 근무하고 1시간의 휴식시간이 있지만 교수의 근무시간은 따로 없습니다. 의사들은 집담회 준비로 아침 일찍 출근하고, 일과가 끝나도 남아서 연구나 논문을 쓰는 일이 많아 장시간 일하게 되지만 이를 근무로 카운트하기도 어려운 상황"이라고 말했다(김영숙, 〈과로사 유발하는 의사 노동 현실〉, 《의협신문》, 2022. 08. 01.).

로 지시사항을 받아적다가 머릿속에서 고무줄이 탁 하고 끊어지는 듯한 느낌이 들었다. 어떤 일에도 도무지 집중할 수가 없었고, 마치 전쟁영화에 나오는 수류탄이 터진 직후의 실내처럼 머릿속이 희미한 연기로 가득 차 있는 것 같았다. 나에게도 번아웃이 찾아온 것이다.

그때부터 술을 끊고 잘못된 식습관을 바로잡으면서 운동의 세부 도메인별 균형을 조절하고 마음챙김에 시간을 들이기 시작했다. 한 달에 1킬로그램씩 체지방이 줄고 근육량이 늘었다. 하지만 아무리 노력해도 집중력과 창의력은 예전처럼 회복되지 않았다. 무언가 큰 요인을 놓치고 있다는 생각에 답답해하던 중 진료실을 찾은 환자들에게서 해답을 찾을 수 있었다.

초강력 가속노화 인자, 수면부족

몇 달 새 갑자기 치매에 걸린 것 같다며 진료실을 찾는 환자 중에는 인지기능 변화뿐 아니라 수면이상과 기분변화, 사고체계의 이상(망상 등)이 동시에 존재하는 경우가 있다. 대부분 기저 만성질환 병력이나 뇌사진으로는 임상 경과가 빠르게 진행되는 원인이 무엇인지 도무지 설명할 수 없다. 이런 경우 처음 환자가 느꼈던 불편함이 '잠을 잘 이루지 못하는 증상'이나 '자꾸 새벽에 깨는 증상'이라면 수면제를 처방받아 장기간 복용하다가 다른 정신적인 불편함이 함께 생긴 것일 수 있다. 잠이 문제였던 것이다.

대부분 스트레스성 수면문제로 의사를 찾아 수면제를 처방받는 것이 시작이다. 이 수면제가 일단은 잠이 드는 데 도움이 되기 때문에 계속 복용한다. 하지만 몇 주 이상 복용하면 수면제 없이는 잠을 이루기 어렵게 되니 수면제에 대한 의존성이 생겨난다. 문제는 수면제를 장기간 무분별하게 복용하면 수면의 효율성을 떨어뜨릴 뿐 아니라 인지나 기분에도 악영향을 줄 수 있다는 것이다.

실제로 약의 부작용을 겪는 상태에서 인지기능검사를 해보면 일부는 치매로 진단될 정도의 결과가 나온다. 수면의 양과 질이 부족한 상태에서 불거져 나온 결과만 수면제로 억누르다가 애초에 걸리지도 않던 치매로 진단받는 안타까운 경우다. 실제로 순수한 알츠하이머병의 경우에도 대부분 수면이상이나 우울감, 사고이상이 동반된다. 그 원인이 무엇이든 수면이상은 여러 가지 정신 건강상의 악순환을 형성하는 경우가 많다. 이를 해결하기 위해서는 수면이상을 일으키는 원인을 면밀하게 찾는 것이 중요하다. 그다음에는 그 원인을 치료하면서 수면제 복용을 중단해야 한다. 이 과정에서 자연스럽게 수면의 패턴, 양과 질이 회복되면 환자가 호소하던 치매 증세도 몇 개월에 걸쳐서 좋아지는 경우가 많다.

수면부족은 초강력 가속노화 인자다. 수많은 연구를 통해 충분한 수면이 정상적인 건강을 유지하는 데 필수라고 밝혀졌다. 하지만 여전히 우리는 잠에 인색하고 잠을 학대하는 경우가 많다. 하룻밤을 새는 것은 혈중알코올농도 0.08퍼센트(면허취소 기준에 가깝다)

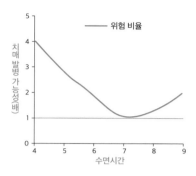

그림 18 | 중년기 수면시간에 따른 치매에 걸릴 가능성*

와 비슷한 정도의 집중력저하를 일으킨다. 이렇게 단기간에 극단적으로 수면시간을 줄이지 않아도, 약간의 수면부족이 일정 기간 누적되면 비슷한 결과를 초래할 수 있다. 예를 들어 10일 동안 하루에 6시간만 수면을 취한 사람은 24시간 동안 잠을 안 잔 사람과 비슷한 수준의 집중력을 보인다. 이에 따르면 늦은 밤 생사의 갈림 길에서 만난 대형병원 응급실 의사가 만취한 것과 비슷한 집중력과 판단력을 가진 상태일 가능성이 높음을 의미한다. 슬프지만 이 것이 현실이다.

수면부족은 스트레스호르몬 분비를 증가시키며 심혈관계의 긴장도를 높여 심근경색 같은 질환으로 인한 사망 가능성을 높이고 면역력도 떨어뜨린다. 특히 만성 수면부족은 광범위한 인지기능

---

* Sabia S, Fayosse A, Dumurgier J, van Hees VT, Paquet C, Sommerlad A, Kivimäki M, Dugravot A, Singh-Manoux A, "Association of Sleep Duration in Middle and Old Age with Incidence of Dementia", *National Communication*, 2021 Apr 20;12:2289.

시계를 거꾸로 돌리는 무기, 마음   151

에 장기적으로 영향을 주는데, 그림 18에서 볼 수 있듯 수면시간을 줄이면 노년기에 치매에 걸릴 가능성이 높아진다. 몇몇 연구에 따르면 만성 수면부족은 치매 발병을 10년쯤 앞당길 수 있다. 이런 여러 가지 건강상의 해악을 예방하는 최소 일일 수면시간은 평균 7~7.5시간이다.

수면부족은 대뇌기능을 즉각적으로 떨어뜨리는데, 집중력과 장단기 기억력, 의사결정의 질에 모두 악영향을 준다. 그 결과는 마음챙김되지 않은 상태, 곧 마음의 엔트로피가 매우 높은 상태다. 자제력이 저하되고 화가 나 있으니(스트레스호르몬 방출) 해로운 자극원에 더욱 탐닉한다. 당연히 몰입이 불가능해지고 과업 수행의 효율성이 떨어지므로 업무 스트레스는 배로 증가하며 더 긴 시간 일을 해야만 하는 악순환이 이어진다.

어떻게 수면문제를 해결할 수 있을까?

여성가족부가 발표한 2022년 〈청소년 통계〉에 따르면 한국 고등학생의 평균 수면시간은 5.8시간이다(2021년 기준).* 의료기기 회사 필립스가 2021년 세계 수면의 날을 맞아 수행한 조사에 따르면 한

---

* 최적의 수면시간은 사람에 따라 다소간의 차이가 있다. 하지만 쪽잠이나 주말에 몰아서 자기 같은 방법 없이 지속적으로 매일 6시간 이하의 수면시간을 건강하게 유지할 수 있는 사람은 매우 적을 것으로 생각된다.

국인의 평일 평균 수면시간은 6.7시간에 불과하다. 2016년 OECD 통계에서 제시된 회원국 평균 수면시간인 8시간 22분보다 현저히 짧고 한국 평균 수면시간 7시간 51분(단연 OECD 꼴찌다)에 비해서도 많이 부족하다. 이러한 현실의 이면에는 굉장히 놀라운 사회문화적 믿음이 있다. 바로 (어리석게도) 잠을 덜 자는 사람이 더 근면하고 우수하다는 생각이다.

의과대학을 다니던 시절, 시험 전날 밤이면 밤을 새는 것은 당연한 일이었다. 병원에서는 밤 늦게까지 일한 후 새벽까지 술을 마시다가 병원에 들어와 잠깐 눈을 붙이고, 이른 아침의 집담회를 준비하다가 곧바로 수술장에 들어가고 이어서 바로 외래진료를 하는 사람이 근면하다는 평가를 받는다. 보고서나 연구계획서를 작성하느라 며칠 밤을 꼬박 새웠다는 이야기를 자랑스럽게 하는 사람도 여전히 많다.

이러한 수면이상은 어디서부터 치료를 시작해야 할까? 먼저 스스로 적절한 수면의 양을 확보하고 있는지를 확인하고 생활을 바로잡아야 한다. 수면시간이 절대적으로 부족하면 아무것도 바꿀 수 없다. 예컨대 아무리 잘 짜여진 운동 프로그램을 수행하더라도 근육량이 제대로 늘어나지 않고 기능이 향상되지 않으며, 아무리 몸에 좋다는 음식을 먹어도 인슐린저항성은 개선되지 않는다. 수면을 충분히 취한 다음이라면 카페인이나 그 밖의 각성제가 없어도 정상적으로 집중하고 일상생활이 가능할 것이다. 하루 종일 커피를 마시면서 각성상태를 유지해야 한다면 수면의 양과 질에 문제가 있는 것이다.

언제 자고 깨는지를 기록하는 것도 좋다. 나는 스마트폰을 이용해서 평소 수면시간이 5시간 50분 정도에 불과하다는 사실을 확인하고 깜짝 놀랐다. 7시간을 자는 사람에 비해 치매에 걸릴 확률을 25퍼센트 가까이 높이고 있는 셈이었다. 그러니 집중력이나 창의력이 정상적일 리가 없었다. 수면부족을 확인했다면 수면을 보충해야 한다. 도저히 수면시간을 늘리기 어려운 환경이라면 쪽잠 시간을 마련하는 것도 차선책으로 생각해볼 수 있다. 근본적으로는 평일에 정상적인 수면시간을 회복하는 것이 급선무다. 평일 수면부족과 그 해악은 절대 주말에 몰아서 자는 방법으로 해소되지 않는다.

수면의 질을 높이는 방법도 생각해봐야 한다. 수면의 질이 좋아진다고 광고하는 비싼 매트리스나 침구를 구입하는 것으로는 문제가 해결되지 않는다. 수면제는 입면入眠 시간(잠에 드는 데 걸리는 시간)을 아주 약간 줄여주지만, 수면시간에 일어나는 뇌의 생화학적·생리학적 회복과 깨어 있는 동안에 벌어진 모든 정신작용을 통합하는 고위 정신기능 활동을 방해한다. 특히 수면제와 술은 렘수면을 방해한다. 꿈을 꾸는 수면인 렘수면과 꿈을 꾸지 않는 비렘수면non-REM sleep 모두 고유의 역할이 있다. 수면 초반부에는 비렘수면의 비중이, 수면 후반부에는 렘수면의 비중이 더 높다. 어느 하나도 부족해서는 안 되며 특히 렘수면이 소실되면 인지기능이 나빠진다. 수면제와 술은 폐쇄성수면무호흡증obstructive sleep apnea, OSA도

심화한다. 가속노화 생활습관 때문에 몸이 비대해지고 평소 다리에 부기도 있는 상태*라면 문제가 더 심각해진다. 이런 상황에서는 8시간을 자도 집중력이 떨어지고 하루 종일 졸린 느낌이 든다.

수면다원검사polysomnography, PSG**를 받고 필요하다면 양압기positive airway pressure, PAP를 처방받는 것도 좋은 방법이다. 하지만 운동과 식사 등 생활습관 전반을 개선하려는 노력이 선행되거나 병행되어야 한다. 정신활동과 신체활동의 심각한 불균형을 개선하는 노력이 먼저라는 것이다. 신체활동량을 늘리고 규칙적인 운동을 생활습관에 추가하는 것만으로도 빨리 그리고 깊이 잘 수 있다. 이른 아침과 대낮에 외부 활동을 하면서 햇빛을 많이 쬐면, 낮에 덜 졸리고 밤중 적절한 시간에 자연산 수면제인 멜라토닌melatonin이 분비된다. 많이들 알고 있듯이 밤에 스마트기기를 사용하면 멜라토닌 분비가 억제되어 잠에 들기 어려우므로 이 역시 피해야 한다. 낮에 업무의 생산성을 쥐어짜기 위해, 게다가 부족하고 질 나쁜 잠의 여파를 만회하려고 카페인이나 다른 각성제를 들이붓는 것은 그만두어야 한다. 정비가 되지 않아서 효율과 출력이 떨어진 자동

---

* 인슐린저항성과 고염식이, 저활동 생활습관, 다리 근력부족 등은 스스로 느끼지 못하더라도 깨어 있는 동안 종아리 아래로 상당한 양의 수분이 몰리게 만든다. 자려고 누우면 이것이 머리 쪽으로 재분포되면서 폐쇄성수면무호흡증을 악화시킨다.

** 수면 중에 발생하는 질환은 여러 복합적인 문제로 생겨나는 경우가 많다. 그래서 대개 하룻밤 정도 수면을 취하는 동안 뇌기능상태를 알기 위한 뇌파검사electroencephalography, EEG, 눈 움직임을 보기 위한 안전도검사electrooculography, EOG, 근육 상태를 알기 위한 근전도검사electromyography, EMG, 심장리듬을 보기 위한 심전도electrocardiography, ECG, 전체적인 상태를 보기 위한 비디오 촬영 등으로 다양한 검사를 하는 것이 수면다원검사다.

차 엔진에 더 많은 연료와 공기를 집어넣어 과부하를 일으키는 격이니까. 수면과 관련된 생활습관을 기록해보고 낮에 섭취한 카페인이 잠드는 데 얼마나 영향을 끼치는지 확인해보자. 이를 자세히 살펴보면 생각보다 적은 양의 카페인이 꽤 오랜 시간(때로는 12시간 이상) 잠드는 것을 방해한다는 사실을 알 수 있다.

잠은 4M의 모든 것과 연결되어 있다. 수면의 양과 질이 불충분하면 몸과 마음의 건강이 고장 나기 시작하는 것은 물론, 도달하고자 하는 삶의 목표에서도 점점 멀어질 수밖에 없다. 잠을 줄여서 무언가를 성취하겠다는 삶의 목표 설정 자체가 잘못된 것이며, 4당 5락(하루에 4시간만 자면서 공부하면 대학 입학에 성공하고 5시간 이상 자면 대학 입학에 실패함을 이르는 말)은 애초에 거짓말이다. 내재역량을 다면적으로 끌어올리기 위해서는 7시간이 되었든 8시간이 되었든 자신에게 가장 적절한 수면시간을 찾아서 반드시 사수해야 한다. 잠을 줄이지 않으면 할 수 없는 과업은 애초에 하지 말아야 하는 무리한 것이다. 당신이 꿈꾸는 그 목표는 오히려 잠을 1시간 더 잘 때 달성할 가능성이 높다.

건강한 노년은
세상의 욕망에서 자유롭다

분석심리학의 창시자 카를 구스타프 융 Carl Gustav Jung은 자아를 세상이나 타인과 분리된 것으로 인식하는 의식의 개념으로 설명했다. 자아는 자기self에 소속되지만, 자기와는 구별되는 개념이다. 자기는 개인의 영혼psyche을 의미하는데, 의식하는 것과 의식하지 못하는 것 모두를 포함한다(그림 19). 융이 제시한 자기의 개념을 개인의 신체·정신활동을 포괄하는 것으로 확장한다면 자기는 곧 4M 모두를 의미한다. 이 자기에서 극히 일부를 차지하는 자아는 지각, 기억, 생각, 감정으로 구성되어 있는데, '나'라는 인격이 어제와 같다고 느낄 수 있는 틀이다. 자아는 사람을 개인으로 존재하게 만들어주는 도구이지만, 잘못 사용하면 자기, 그러니까 4M을 고통스럽게 만드는 근원이 된다.

끊임없는 비교는 미래의 자기를 위협한다

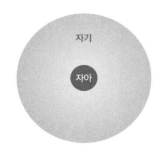

그림 19 | 자아(에고)와 자기의 개념

자아는 남과 자신을 비교하게 만든다. '나'라는 어떤 고정된 실체가 있다고 생각해서 '나'와 '내 것'에 집착하는 마음을 만든다. 이 마음에서 불교가 인간의 고통을 만드는 세 가지 근원으로 꼽는 탐욕, 분노, 어리석음의 삼독이 나온다. 삼독의 악순환은 자아의 욕심이 채워질 수 있다고 오해하는 어리석음에서 시작된다. 뇌의 보상회로가 가진 생물학적 특성을 자각하지 못하고, 구멍이 점점 커지는 밑 빠진 독에 물을 가득 채우겠다고 마음먹는 것이다.

이러한 어리석음이 밑 빠진 독에 쏟아넣을 수 있는 모든 것에 대한 탐욕을 만들어낸다. 돈, 음식, 술, 마약, 물건, 성적 쾌락, 인기와 명성 등 도파민을 분비시키는 온갖 것들을 갈구한다. 이 과정에서 뜻대로 되지 않거나 인위적으로 잠깐 늘어났던 도파민 분비가 다시 줄어들기 시작하면 노르에피네프린과 코르티솔이 만들어내는 분노가 타오른다. 관련된 연구들에서는 이렇게 도파민에 중독되는 현상이 전두엽기능을 포함한 인지기능을 떨어뜨린다는 결과를 보인다. 판단력이 더 나빠지며 더 어리석은 삶을 살아가게 되는 삼독의 악순환이다.

자아에 대한 집착, 갈애^{渴愛}*가 커지면 자아는 자기와 다른 사람, 이 세상 모두를 객체로 만들어버린다. 이렇게 자아가 다른 사람과 살아 있는 동식물을 객체화하는 현상은 약탈, 학대, 살육, 전쟁 등 세상의 모든 끔찍한 일이 벌어질 수 있는 원동력이 된다. 불교에서는 삼독 등 나쁜 의도에 기반한 말과 행동(악업^{惡業})이 언젠가는 나쁜 결과로 돌아온다고 설명한다. 그중의 하나가 바로 가속노화다. 번뇌의 악순환을 내버려두면 그 업보로 미래의 자기(4M)가 위협받는다. 가속노화에 빠진 삶은 더 오랜 기간 고통을 경험하도록 자기를 빚어간다.

고요한 마음을 되찾아주는 세 가지 해독제

삼독의 악순환은 세 가지 방법(삼학^{三學})으로 제어할 수 있다.** 첫째, 고정된 실체로서 자아가 있다고 착각하는 어리석음에서 벗어나야 한다(혜^慧). 자아의 욕심은 완전히 충족시킬 수 없다는 것을 깨닫고 도파민의 밑 빠진 독을 바라볼 수 있어야 한다. 그러기 위해

---

* 불교에서는 목이 말라 물을 찾듯이 삼독에 집착하는 것을 갈애라 한다. 갈애하는 마음이 있으면 번뇌가 일어나고 번뇌는 삼독의 악순환과 가속노화를 만든다.

** 삼학이란 계(계율, 몸과 입과 뜻으로 나쁜 짓을 하지 않도록 막는 것), 정(선정, 어지럽게 흩어진 마음을 한곳에 머물게 하는 것), 혜(지혜, 미혹을 깨뜨리고 진리를 깨닫기 위해 고, 집, 멸, 도의 사성제^{四聖諦}나 십이연기 또는 실상을 관^觀하는 것). 여기서 이야기하는 세 가지 방법은, 이 삼학을 가속노화와 4M의 관점으로 재해석한 것이다.

서 비교가 자아를 끝없이 자극한다는 사실을 이해해야 한다. 탐욕, 분노, 어리석음의 삼독은 사람들의 행동을 조작하고 돈을 버는 현대의 소비자본주의를 구성하는 장치다. SNS를 포함한 플랫폼자본주의의 모든 기제는 사람의 이 근본 심리를 이용한다. 이 책에서 서술한 사람의 뇌구조를 폭넓게 이해하면, 4M을 해치는 여러 가지 요소들에 대해 보다 명확하게 자각할 수 있다. 이러한 자각을 통해 자아 강화와 비참함의 악순환을 탈출하라.

둘째, 마음챙김을 통해 번뇌, 즉 탐욕과 분노에서 벗어나야 한다 (정定). 100세 철학자 김형석 교수가 건강한 노년의 특징을 '욕심 없고 화를 안 내는 것'이라고 이야기한 것과도 일맥상통한다. 자아에 대한 생각은 하지 않으려고 애써도 없어지지 않는다. 화도 억지로 참는다고 참아지지 않는다. 하지만 마음챙김 상태가 되면 자아의 불꽃은 점차 사그라든다. 마음챙김을 늘 신경 쓰면 상황을 보다 객관적으로 바라볼 수 있게 된다. 어떤 자극이 자신의 머릿속에 들어와 화를 만들어내는 과정을 살펴볼 능력이 생긴다. 분노회로에 시동을 걸어야 할지 말아야 할지 멈춰 서서 숙고할 능력이 길러지는 것이다. 결과적으로 불필요한 분노나 스트레스를 느끼지 않게 된다.

셋째, 가속노화 사이클을 구성하는 요소를 삶에서 덜어내야 한다(계戒). 가속노화에 빠진 삶은 어리석음과 분노를 강화한다. 그래서 불교가 탄생하던 시대에는 살생, 도둑질, 삿된 음행, 거짓말, 음주를 하지 말라고 했지만, 현대사회에서는 하지 말아야 할 것들이 훨씬 더 많아졌고 지켜야 할 생활습관이 훨씬 다양해졌다. 4M의 내재역량을 유지하기 위한 모든 생활습관을 지켜야 한다. 번뇌의 씨앗이 혹여나 산불을 만들더라도 이런 삶의 방식을 굳건히 하면, 적어도 그 산불이 마을의 집을 태워버리는 것은 막을 수 있다.

삼학을 실천하면 마음의 엔트로피가 더 낮은 상태, 내재역량이 더 높은 상태의 마음건강을 빚는다. 삼학을 통해 자아라는 검은 점이 흐릿해지면 그동안 먹고 마시고 싶던 것들, 갖고 싶던 것들, 이루고 싶던 것들, 화나게 하던 것들의 영향력이 약해지는 것을 볼 수 있다. 나의 탐욕과 분노가 가속노화 사이클에서 벗어나지 못하도록 쇠사슬 역할을 하고 있었음을 깨닫는 것이다. 오래전에 사람을 관찰하는 것만으로 자아가 만드는 가속노화 사이클을 제어할 방법을 정립했던 불교가 놀라울 따름이다.

사람과의 의사소통에서도 자아에 대한 자각은 중요하다. 자아는 자신과 다른 사람을 객체화한다고 했다. 그래서 자아에 대한 집착이 활활 타오르는 사람들이 대화하면 서로 자신의 이야기만 한다. 실재하는 사람과의 교류가 이루어지지 않고 비난의 화살이 상대방을 향하기도 한다. 자아를 넘어서 자신과 남을 바라보는 대화를 해야만 몸과 마음으로 느낀 점들을 제대로 표현하고 의미 있는 의사소통을 할 수 있다. 이 개념이 비폭력 대화 방법의 기반이 된다.

무엇보다 자아와 자기의 차이를 자각하는 것은 '나에게 중요한 것'의 우선순위를 조정하기 위한 초석이다. 목표 설정과 행동이 모두 바뀔 때 비로소 자기와 세상을 상대로 벌이는 불필요한 전쟁을 매일매일 치르지 않을 수 있다.

4부

나이를 먹으면 아픈 것이
당연하다는 착각

_노화의 속도를 늦추는 세 번째 기둥,
건강과 질병

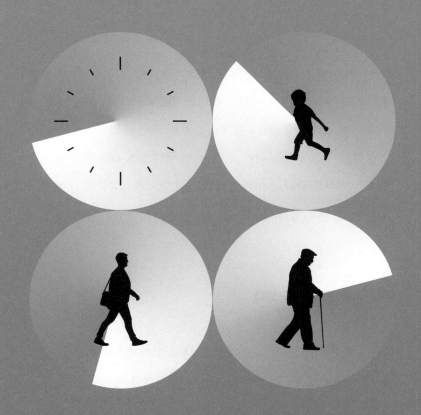

당신이 먹는 것이
곧 당신이다

4M의 세 번째 도메인은 건강과 질병이다. 여기서는 과학적 사실에 의거해 우리가 먹고 마시고 즐기는 것들과 질병을 예방하기 위해 하는 다양한 활동들을 다룬다. 건강과 관련된 의사결정에서 곧잘 감정과 직관에 휘둘리는 우리 뇌의 취약성에 대해서도 살펴볼 것이다. 이러한 관계를 이해하면 상업적 항노화요법들에 대해서도 객관적으로 파악할 수 있다.

당신의 다이어트는 틀렸다

주변을 돌아보라. 모두 다이어트를 하고 있거나 다이어트를 해야 한다고 이야기한다. 그런데 다들 에너지 섭취를 줄여서 살을 빼고 싶다고 생각한다.

통계청의 2019년 국민체력측정통계에 따르면 한국인의 평균 체지방률과 신체질량지수는 30~34세 여성이 29.6퍼센트, 1제곱미터당 22.2킬로그램, 같은 연령 남성은 22.4퍼센트, 1제곱미터당 25.3킬로그램이다. 지난 10년 이상 지속적으로 증가 추세를 보이던 비만율 역시 코로나19시대를 지나면서 가파르게 증가했다. 한국의 평균적인 젊은 남성은 이미 신체질량지수에서 비만인 셈이고 젊은 여성은 마른 비만이다.* 그러니 만나는 사람마다 어떻게 살을 뺄지 고민하는 것도 당연하다.

그러나 다이어트를 한다고 말하는 사람 중 대부분이 늘 다이어트에 실패한다. 다이어트에 일시적으로 성공해도 의지가 약해지면 다시 이전의 식습관으로 되돌아가며, 금세 체중이 되돌아오고 체지방률은 치솟는다. 이런 식으로 다이어트를 할수록 사람들의 체내에는 점점 지방만 남고 근육은 줄어들며, 요요는 빠르고 강력하게 찾아온다. 나중에는 물만 먹어도 살이 찌는 상황이 되어 체중과 열량에 대한 강박관념을 갖게 되며 자신의 몸을 혐오하게 되기도 한다. 이것이 신경성식욕부진증anorexia nervosa(거식증) 같은 식이장애의 씨앗이 될 수도 있다. 특히 빼빼 마르고 싶은 강력한 목적의식과 높은 의지력, 실천력을 갖춘 사람들은 노년기에 이를 때까지 열

---

* 신체질량지수가 정상이더라도 체지방률이 남성 25퍼센트, 여성 30퍼센트가 넘는 경우 비만이라고 할 수 있다. 생물학적으로 비만은 근육이 과도하게 부족하고 지방만 많은 상태로 여러 가지 대사적인 문제에 아주 취약해지는 상태를 의미한다.

량과 단백질을 과도하게 낮은 수준으로 섭취한 결과 스스로 근감소증을 만들기도 한다.

저속노화 과정에서 체중과 체성분, 영양분 섭취가 어떤 역할을 하는지 이해하면 이러한 고통의 고리를 끊어낼 수 있다. 마음에 드는 체형을 만들기 위해서, 체중을 줄이기 위해서 총칼로리를 줄인다는 다이어트 논리는 모두 틀렸다. 먼저 개인의 신체에 대해 갖는 신체상body image부터 틀렸다. 한국의 젊은 여성은 대개 깡마르고 싶어하는데, 그 깡마름은 건강을 해칠 정도다. 신체질량지수가 1제곱미터당 21.5킬로그램 이하가 되면 근육을 공부하는 연구자 입장에서는 걱정스러울 정도로 날씬한 몸매라고 생각할 수 있다. 나의 진료실을 찾는 중년 이상의 여성이 이 정도의 신체체질량지수에 이르렀다면 일단 골다공증과 근감소증을 우려한다. 따라서 해당 신체질량지수인 키가 160센티미터이고 체중이 55킬로그램이면 이미 마른 몸이다. 그런데 160센티미터에 55킬로그램인 젊은 여성 중에는 '뚱뚱해진 것 같다'는 생각에 음식 섭취를 줄이는 경우가 많다. 근육이 부족한 상태에 인슐린저항성마저 나타나는 생활습관을 만드는 것이다. 이 때문에 실질적인 기아상태임에도 내장지방이 쌓여서 복부는 상당히 볼록한 상태라 뚱뚱해졌다고 느끼게 된다. 지방은 근육에 비해 가볍기 때문에 무게가 많이 나가지 않아도 상당한 부피를 형성하는 특성 역시 한몫했을 것이다.

그러므로 진짜 문제는 '뚱뚱해진 것 같다'가 아니라 근육이 너무 빠져버린 것이다. 그런데도 근육을 늘리는 운동에 대해서는 근거

없는 공포를 갖고 있다. 사실 전신근육량을 웬만큼 늘려서는 팔과 다리가 굵어지기 쉽지 않다. 보디빌더들이 하는 수준으로 노력해야 가능한 일이다. 그리고 마른 비만 상태인 사람들의 경우 근력운동을 해서 체성분 비율이 변하면 피하지방이 얇아지기 때문에, 둘레로만 놓고 보았을 때는 팔다리가 오히려 가늘어질 공산이 더 크다. 근육이 없는 상태로 계속 다이어트 식단을 시도하면 요요를 거듭하다가 결국에는 뼈(골다공증이 생긴)와 지방만 남게 된다.

남성의 경우에는 체형이나 체중에 신경을 너무 안 쓰는 것이 문제다. 직장생활을 하면서 신체활동량이 줄어들고 근육이 빠진 상태에서 체중에 대한 집착조차 하지 않는 경우가 많다. 그 결과 단순당, 초가공식품, 술, 담배라는 가속노화 자극원에 빠지고 가느다란 팔다리와 올챙이배 체형의 중년이 되는 경우가 많다. 지방만 켜켜이 쌓이는 상황이다.

적정체중의 범위는 꽤 넓고 사람마다 다르다. '사망률'이라는 관점에서는 신체질량지수로 1제곱미터당 21~25킬로그램(노년기에는 이보다 약간 높게 1제곱미터당 25킬로그램 전후) 정도다. 그러나 부수적이거나 과정에 해당하는 지표를 관리 대상으로 삼아 무작정 체중과 칼로리를 줄이면 뒷장의 그림 20의 오른쪽 상단처럼 점점 지방은 늘고 근육은 줄어드는 악순환에 빠진다. 탄수화물-인슐린 모델의 생리학적 귀결 때문이다. 저칼로리 식사, 근육량 감소, 당분 섭취는 모두 기초대사량을 감소시킨다. 원래 기초대사량이 낮아지는 현상은 에너지가 부족한 비상시에 나타난다. 이런 대사적 기아

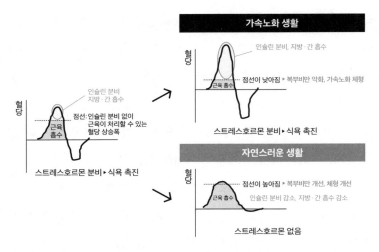

그림 20 | 먹기, 쉬기, 움직이기 모두가 가속노화 생활을 향하는 경우와 자연스러운 생활을 향하는 경우의 비교. 다면적인 자연스러운 생활을 통해 대사체계의 특성이 바뀌면 체형은 저절로 개선될 수 있다.

상태에서 에너지가 공급되면 미래에 대비해 그 에너지를 지방조직으로 잽싸게 보내버린다. 체지방이 많은 상태에서는 가뜩이나 식욕조절호르몬인 렙틴leptin의 예민성이 떨어져 식욕이 강해진다. 칼로리 섭취마저 줄이면 하루 종일 음식 생각만 나고 다이어트를 유지하기 위한 인지적 비용(의지력)은 갈수록 높아진다. 결국 요요라는 반작용이 일어날 수밖에 없다. 요요가 오면 영양 재공급과 낮은 근육량, 감소된 기초대사량이 시너지를 일으켜 지방은 최고속도로 증가한다.

그림 20의 오른쪽 상단처럼 점선이 낮아진 상태는 동화저항을 의미하는데, 근력운동을 충분히 하고 단백질을 섭취해도 근육단백질 합성이 일어나지 않는 상황이다. 그러므로 요요 때문에 추가로

168

섭취한 에너지는 근육량을 보존하거나 늘리는 데 사용되지 못하고 곧바로 지방이 될 수밖에 없다. 이것이 직장인들이 건강검진 결과에 놀라서 근본적인 생활습관을 고치려 하지 않고 단기적으로 점심을 굶거나 하는 방법으로 체중을 줄이려다가, 배만 더 나오고 결국 체중마저 늘어나게 되는 이유다.

단적으로 말해서, 한국의 평균적인 젊은 남녀는 여러 대사질환과 만성염증을 일으키며 스스로의 내재역량을 빠르게 깎아먹는 가속노화 체형을 가지고 있다. 늘씬하고 아름다운 동시에 만성질환을 예방하고 신체기능과 근골격계 균형을 보존할 수 있는 몸을 만들려면 충분한 근육량과 적절한 체지방, 올바른 식습관이 결합한 적정체중이 필요하다.

자연스러운 식욕인가, 인위적인 식탐인가?

우리가 먹는 것이 혈당을 제어하는 인슐린, 보상과 탐닉을 만드는 도파민과 엔도르핀, 스트레스와 화의 씨앗인 노르에피네프린과 코르티솔의 분비를 조절한다. 그래서 식사를 통해 이 세 종류의 호르몬을 잘 다스리면 해결되지 않던 문제들도 저절로 사라진다. 당분이 함유된 음식이나 정제된 곡물로 만들어진 음식은 혈당을 빠르게 많이 올리는 만큼 중독성이 매우 높다. 냄새만 맡아도 도파민 신호를 자극하며 입을 통해 뱃속에 들어가 혈당을 올리는 모든 단계에서 도파민을 분비시킨다. 엔도르핀도 여기에 합세한다. 그렇게 상승한 혈당을 인슐린이 떨어뜨리면 노르에피네프린과 코르티솔이 폭발적으로 분비된다. 마약과 정확히 같은 작용을 한다. 그래서 펜타닐 같은 합성마약에 중독되지 않으려면 아예 시작을 하지 않는 수밖에 없듯, 단순당과 정제곡물도 피하는 수밖에 없다. 술은 어떨까? 섭취 직후 혈당을 올리지 않는다는 것만 빼면 단순당, 정제곡물과 완벽하게 같은 결과를 초래한다. 단순당, 정제곡물, 술은 가속노화 체형을 만드는 고성능 연료다. 따라서 이 세 가지를 피하는 것이 자연스러운 식사의 기본이다.

그런데 단순당과 정제곡물이 나쁜 역할만 하는 것은 아니다. 전신근육을 자극하는 고강도 신체운동을 충분히 한 직후에는 단순당과 정제곡물을 근육량 증가의 가속페달로 이용할 수 있다. 근육의 포도당수용체가 완전히 열려 있는 상황에 한해서 말이다. 단순당과 정제곡물을 흡수해서 생긴 체내 포도당은 인슐린 분비를 촉진해서 근육단백질의 생성을 돕는다. 또한 근육으로 뛰어가 에너지원으로 사용되거나 저장될 수 있다. 단순당, 정제곡물 섭취 직후의 부교감신경 활성화를 수면제로 이용할 수도 있다(너무 많이 섭취하면 상당량의 인슐린이 분비된 결과 저혈당이 초래되어 새벽에 깰 수 있다).

단순당과 정제곡물은 수면제라고 했다. 그런데 사람들은 이것을 아침, 점심과 간식으로 먹는다. 이렇게 해서 졸리면 잠을 이겨내기 위해 또 커피를 마신다. 혈당이 떨어지면 스트레스호르몬이 분비되어 정신이 혼미해진다. 결과적으로 두뇌가 정상적으로 평온해질 시간을 주지 않아 과업에 몰입할 수 없는 생리학적 상황을 만든다. 단순당과 정제곡물 때문에 분비된 인슐린은 물과 소금을 체내에 잡아둔다. 이렇게 낮 동안 생겨난 부종은 그 자체로 불편할 뿐 아니라 수면무호흡증을 일으켜 체내 코르티솔 수치를 높이고 혈압, 혈당을 전반적으로 악화시키는 가속노화에 기여한다.

이러한 단순당과 정제곡물은 대부분의 음식에 광범위하게 함유되어 식품산업에 종사하는 수많은 연구자의 노력과 만나 사람들의 입맛을 사로잡는다. 그러나 개인이 생활하면서 이러한 자극 요인들을 끊어내는 것은 그리 어렵지 않다. 하루 정도 당분이 없고 탄수화물 함량이 낮은 식사를 실험적으로 해보는 것으로도 충분하다. 당분이 없는 식물성 단백질파우더와 올리브오일의 열량 비율을 1 대 2로 맞춰 평소 섭취하던 열량의 75퍼센트 정도를 섭취하고, 이와 함께 삶은 렌틸콩을 주 섬유소로 먹는 것이다.

예를 들어 분리대두단백 20~25그램, 올리브오일 20~25그램, MCT오일medium-chain triglyceride oil 2~3그램을 물 250밀리리터와 섞어서 섭취하는 식이다.* 렌틸콩은 건조중량 30~40그램 정도를 삶아서 곁들인다. 견과류나 토마토처럼 당분이 없는 식품은 간식으로 충분히 섭취해도 상관없다. 평소 외식을 자주 하던 사람이 3일 정도 이 비율대로 식사하면 흥미롭게도 그동안 느꼈던 '식욕'이라는

---

* 당분을 섭취하지 않는 것이 어떤 느낌을 주는지를 확인해보기 위한 실험적인 섭취 방법이다. 영양소 비율이 섬세하게 맞춰진 영양학적 처방이 아니므로 장기간 이런 식습관을 유지하는 것은 절대 추천하지 않는다.

것이 상당히 인위적인 현상이었다는 점을 깨닫는다. 혈당 변화가 거의 없는 일상생활에서 무언가 먹고 싶다는 생각이 별로 떠오르지 않기 때문이다. 상당량의 부종도 몸에서 빠져나간다. 당분과 소금이 몸에 들어오지 않아 인슐린도 사라져버린 상태이기 때문이다.

이전에 집필한 《지속가능한 나이듦》에서 3차원 절식을 소개한 바 있다. 첫 번째로 단순당과 정제곡물 섭취량을 줄여서 식욕중추가 정상화되면, 두 번째로 하루 24시간 동안 에너지를 섭취하는 시간이 줄어들고, 세 번째로 총에너지 섭취량이 자연스럽게 줄어든다는 개념이다. 지금까지 설명한 인슐린, 도파민, 노르에피네프린, 코르티솔의 역할에 이 개념을 더하면, 다이어트의 핵심은 에너지 섭취량 자체를 줄이는 것이 아니라 줄인 에너지 섭취량을 보충하는 방식에 있다는 것을 알 수 있다.

물만 먹어도 살이 찌는 사람이 있는가 하면 아무리 배불리 먹어도 살이 찌지 않는 사람이 있다. 기저질환과 유전적인 특성은 차치하고, 지금까지 이야기한 몸의 대사적인 특성만 이해하면 아무리 배불리 먹어도 살이 찌지 않는 사람이 될 수 있다.* 이는 과잉에너지를 열로 태울 능력이 있기 때문이다. 그래서 칼로리 섭취는 자연 상태에서 20~25퍼센트만 줄인 약간의 절식을 통해 단순당 섭취는 자제하고, 충분한 신체활동으로 근육량을 늘리며 인슐린저항

---

* 아직 큰 건강상의 문제가 없는 젊은 성인이라는 전제가 필요하다. 대사체계에 이미 병적인 문제가 생긴 상황에서는 질환을 치료하기 위해 약제를 복용해야 하며, 개인의 상황에 맞춰 보다 정밀하게 영양을 설계해야 한다.

성을 개선하고, 복부지방과 만성염증이 줄어든 상태에서는 웬만큼 음식을 먹어도 과잉에너지가 열로 타버린다. 특히 절식을 하면 가속노화 사이클이 점차 둔화될 뿐 아니라, 여러 임상연구에서 확인된 노화지연 체계가 다방면으로 활성화된다. 단순히 뱃살이 빠지고 혈압이 정상화되는 표면적 효과를 넘어서서 사람 안에서 돌아가는 노화의 시계를 느리게 만드는 것이다.

탄수화물의 흡수 속도를 이해하라

조금 더 깊게 들어가보자. 단순당과 정제곡물 섭취는 피하더라도 탄수화물을 아예 먹지 않고 살 수는 없다. 탄수화물은 가장 구하기 쉬운 연료이며, 탄수화물을 충분히 섭취해야 근육을 합성하고 유지할 수 있다. 그래서 탄수화물을 잘 먹으려면 자신이 먹는 탄수화물들의 흡수 속도를 이해해야 한다.

정제곡물과 단순당은 극단적으로 혈당을 빠르게 많이 올리는 탄수화물의 형태다. 반대로 통곡물을 가공하지(갈지) 않고 충분한 섬유질과 함께 섭취하면 혈당 곡선을 매우 평탄하게 만들 수 있다. 노화속도를 느리게 만드는 약물이자 당뇨약 중 하나인 알파글루코시다제억제제α-glucosidase inhibitor도 탄수화물 섭취 후 혈당 곡선을 평탄하게 만드는 역할을 한다. 이런 탄수화물의 특성을 깨닫고 자연에 가까운 식습관을 만들면 가속노화 사이클에서 쉽게 빠져나올 수 있다. 자연스러운 탄수화물 섭취 습관을 만들면 되는 것이지, 저탄수화물 고지방 식이가 필요한 것이 아니라는 점이 중요하다.

단순당과 정제곡물 섭취를 피하는 자연스러운 식사는 식욕을 조절하는 데 두 가지 추가적인 효과를 제공한다. 이는 식욕을 제어하는 호르몬인 렙틴과 관련이 있다. 첫째, 렙틴은 지방을 섭취하면 분비되는데, 지방을 상대적으로 충분히 섭취하게 되어 더 많은 렙틴이 분비될 수 있다. 둘째, 렙틴에 대한 저항성을 서서히 개선하므로 더 적은 양의 렙틴이 분비되어도 쉽게 포만감을 느낄 수 있다.

우리가 먹는 음식들이 뇌에 작용하는 원리를 이해하는 것은 영화 〈매트릭스The Matrix〉에서 네오가 빨간약을 먹어 매트릭스의 실체를 확인하는 것과 비슷하다. 현대 식품산업이 만들어낸 중독의 굴레와 거짓말을 직시하는 과정이기 때문이다. 가장 우스꽝스러운 사례는 몸의 염증을 줄이고 체내 독소를 배출해준다는 '해독주스'다. 어떤 재료를 갈고 짜 넣든 간에 탄수화물을 액체로 만들어서 들이켜면 즉각적으로 혈당이 상승하고 인슐린이 분비되며 곧바로 혈당이 떨어지기 때문에 몸이 정화될 리가 만무하다.

자연스럽지 않은 당 섭취가 끼치는 악영향을 실감하고 싶은가? 일단 2~3일 동안 초저탄수화물 식이를 하거나 단순당과 정제곡물을 일주일 이상 먹지 않는 상태를 유지한다. 그리고 평소에 즐기던 무언가를 먹으면 어떤 느낌이 드는지를 자세히 느끼고 기록해보자. 콜라나 오렌지주스를 300밀리리터 들이켜고 1시간 정도 지나면 음식을 찾아 헤매는 자신을 만나게 될 것이다. 이런 실험을 할 때는 요즘 비교적 구하기 쉬운 지속형 혈당 모니터링 시스템 continuous glucose monitoring system이 장착된 장치를 몸에 직접 붙이고, 섭취한 음식의 종류에 따라 실시간으로 혈당이 어떻게 변화하는지 관찰해보는 것도 도움이 된다.

지속 가능한 노화 예방 식습관

이처럼 영양에 대해 깊이 이해하고 자연스러운 식사를 하면, 신기하게도 여러 가지 연구를 통해 노화에 따른 인지기능저하를 예방할 수 있다고 밝혀진 식습관을 따라가게 된다. 일명 '머리가 좋아지는 식단'이다. MIND 식단Mediterranean-DASH Diet Intervention for Neurodegenerative Delay이 가장 효과적이다. 이는 여러 만성질환을 예방하는 효과가 있다고 알려진 지중해식단과 고혈압을 예방하는 DASH 식단Dietary Approach to Stop Hypertension*의 요소를 합친 것이다. 이 식단에서는 녹색 채소를 비롯한 모든 채소, 견과류, 산딸기류 열매(딸기, 블루베리 등), 올리브오일, 통곡물, 콩류, 가금류, 생선 등의 섭취를 특히 강조한다. 와인은 하루 한 잔까지만 마실 것을 권고하며, 당분이나 정제곡물, 패스트푸드, 붉은 고기, 버터나 마가

---

* 통곡물 섭취를 권장하며 붉은 고기를 줄이고 가금류, 생선 등 지방질이 낮은 단백질 섭취원은 권장하며 유제품, 채소, 과일, 견과류 섭취를 늘리고 포화지방과 염분을 줄이는 식단을 말한다.

린, 치즈는 절제한다. 한 연구에서 약 5년 동안 식단에 따른 인지기능 변화를 관찰했는데, MIND 식단을 실천하는 사람들은 최악의 식습관을 유지한 사람들에 비해 무려 10년당 7.5년치의 뇌 노화지연 효과가 있었다. 남들은 10년 나이 드는 동안 2.5년만 노화했으니, 뇌 노화속도가 4분의 1로 느려진 셈이다. 지금까지 이야기한 노화지연 효과를 단적으로 보여주는 사례다.

MIND 식단은 한식으로도 그 요소를 대부분 구현할 수 있다. 콩과 채소, 두부를 많이 먹고 올리브오일을 요리에 충분히 사용하며 소금과 설탕을 최소한으로 사용하고, 잡곡과 현미를 충분히 섞어서 밥을 하면 금상첨화다. 안타깝게도 집 밖에서 만나는 음식들은 MIND 식단과 정반대의 특성을 가진 경우가 많다. 어쩔 수 없이 일상에서 바깥 음식을 주로 먹어야 하는 상황이라면, 하루 한 끼 정도는 앞서 언급한 올리브오일과 분리대두단백(또는 완두단백 등) 셰이크를 마시거나, 올리브오일을 듬뿍(정말 많이 넣어야 한다) 뿌린 샐러드로 끼니를 만들어보는 것도 방법이다. 가속노화 식사를 할 수밖에 없는 상황이라면 단순당과 정제곡물의 비중을 최대한 줄이고 내가 선택할 수 있는 식사에서는 가급적 MIND 식단의 요소들로 영양소를 채워보자.

식사와 영양의 파급효과는 그저 체성분과 체형에 머물지 않는다. 식습관이 정상화되면 체중이 변하기 전에 며칠 이내에 머리가 개운한 느낌이 든다. 여기에 적절한 운동, 마음챙김과 수면의 개선이 동반되면 2~3개월 이내에 완전히 다른 사람으로 태어나는 큰 변화를 경험할 수 있다. 아무리 운동을 해도 늘지 않던 근육이 어느 순간 늘어나고 체중이 크게 줄지 않았는데도 허리가 잘록해진다. 같은 시간 잠을 자도 아침에는 활력이 더 느껴진다. 잘 기름칠된 기계처럼 머리가 씽씽 돌아가면서 보다 자주 몰입할 수 있게 된다. 자기효능감이 개선되며 우울한 기분도 덜해진다. 몸의 이곳저곳이 쑤시던 것도 나아진다. 늘 배부르게 충분히 먹어도 살이 찌지 않는다. 어느 날 푸짐하게 먹으면 그 에너지는 지방이 아닌 근육에 저장되거나 근육량을 늘리는 데 사용되고 남은 것은 열로 태워질 것이다. 이처럼 균형 잡힌 식사는 이루 말할 수 없이 광범위하게 삶의 질을 개선하며 신체적, 정신적 고통을 줄이는 데 효과적이다. 시간도 비용도 노력도 그다지 많이 들지 않는다.

절제되고 균형 잡힌 식습관은 인류와 지구상 생물 전체의 고통을 줄이는 노력이기도 하다. 단백질을 소고기 대신에 가금류로 섭취하면 온실가스 배출은 10분의 1로 감소하고, (가장 바람직하게는) 콩으로 섭취하면 30분의 1로 감소한다. 현 시점에서 온실가스 배출에 고기 소비가 기여하는 비율은, 수송 등 간접적 요인까지 포괄해서 인류가 배출하는 전 세계 온실가스 배출량의 20퍼센트에 육박한다. 이미 수억 명이 기아상태이며 기후변화로 식량위기는 더욱 악화되고 있다. 이를 고려하면 균형 잡힌 식사는 스스로에 대한 사랑일 뿐만 아니라 이 세상을 아끼는 행동이다. 이제는 체중과 열량이라는 단편적인 변수에 벗어나 삶의 내재역량을 구성하는 큰 기둥으로서 식사와 영양을 살펴볼 때다.

술과 담배,
예외는 없다

현대 의학과 약리학이 존재하기 전부터 인류가 광범위하게 소비하던 기호식품들로는 술, 커피, 담배, 아편(모르핀), 가당 음료(설탕 포함) 등이 있다. 긴장을 풀기 위해, 졸음을 쫓고 집중력을 높이기 위해, 지루함이나 고통을 잊기 위해, 활력을 얻기 위해 사용하는 이러한 물질들은 공통적으로 보상(도파민) 및 진통(오피오이드)에 작용하는 특성, 그러니까 중독성이 있다. 이들은 약의 종류가 별로 없던 시절에는 중독성 덕분에 정말 다양한 용도로 활용되었다. 마취제가 없던 시절, 가엾은 환자들은 아편과 술에 취한 상태로 외과수술을 받기도 했다.

흥미롭게도 술과 담배는 사회적으로 소비를 강요받기도 하는 물질이다. 불과 20년 전만 하더라도 남성은 군대에서 담배를 배워야(?) 했고, 지금까지도 단합을 외치는 회식에서 위계에 따라 술을 마실 수밖에 없는 상황이 있다. 술과 담배는 정부가 관리하는 동시에 세금을 징수하는 양가적인 상품이라서 엄청난 해악에 비해 충분히 규제하지 못하는 실정이다. 사실 술이나 담배의 효과나 잠재적 부작용을 현대적 임상연구로 평가한다면, 두 물질의 사용을 곧바로 금지시켜야 마땅한데도 말이다.

사실 중독물질들은 명백히 인체에 부정적 영향을 끼치지만 정확한 임상연구를 진행하기는 어렵다. 현실적이고 윤리적인 이유 때문이다. 이런 물질들은 일상에서 매우 긴 시간 동안 대량으로 사용되는데, 예컨대 300명을 두 그룹으로 나누어 10년간 한 그룹은 과음을, 한 그룹은 금주를 시킬 수는 없는 노릇이다. 따라서 집단의 건강에 대한 관찰연구와 분자생물학적 실험을 통해 잠재적 득실을 간접적으로 따지는 수밖에 없다. 이런 방법론의 한계를 증거 부족이라고 지적하면서 건강부회하는 사람들도 있다. 일례로 담배가 폐암을 일으킨다는 것은 단순명료한 과학적 사실임에도 불구하고 담배 규제에 관한 소송 대부분이 담배회사의 승소로 끝난다. 하지만 이는 낙하산의 효용이 무작위 임상연구로 확인되지 않으므로 낙하산이 필요 없다고 주장하는 것과 다르지 않다.

흡연은 시작하지 않는 것이 가장 좋다

술과 담배는 각각의 해악이 너무 커서 기대여명을 결정하는 5대

생활습관 인자에 반영되기도 한다. 5대 생활습관 인자는 다음과
같다.

① 일주일에 5회 이상 중강도 또는 고강도 운동 수행
② 양질의 식사
③ 정상 체중
④ 절제된 알코올 섭취(순알코올양을 기준으로 1일 남성 5~30그램, 여성
5~15그램)
⑤ 금연

이 다섯 가지를 모두 지킨다면 50세 미국인 기준으로 남성은
37.6년, 여성은 43.1년을 더 살 것으로 예상된다. 이 중 한 가지만
잃어도 기대여명에서 남성은 2.2년, 여성은 4.2년이 줄어들며, 다
섯 가지 요인을 모두 실천하지 않는 최악의 가속노화 생활을 하면
남성은 12.2년, 여성은 14.1년이 줄어든다(잠시 자신의 생활을 반성해
보자). 하루 순알코올 30그램 이상, 그러니까 소주 세 잔 이상의 알
코올을 섭취하는 사람은 적정 음주자에 비해 2년 정도 기대여명이
줄어들고, 하루 한 갑 이상 담배를 피운다면 담배를 한 번도 피우
지 않은 사람에 비해 10년 정도 기대여명이 줄어든다.

홉연은 수명을 가파르게 단축시키는 가장 강력하고 확실한 생활
습관이다. 다행히 국내 성인의 홉연율은 20년째 꾸준히 감소하고
있다. 전체 성인의 현재 홉연율은 1998년 남성 66.3퍼센트, 여성

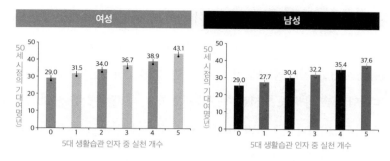

그림 21 | 충분한 운동, 좋은 식사, 적정 체중, 절주, 금연 등 다섯 가지 생활습관 인자의 실천 여부와 50세 시점의 기대여명*

6.5퍼센트에서 2018년 남성 36.7퍼센트, 여성 7.5퍼센트로 감소했다.**

가속노화 물질로는 이 세상에 담배만 한 것이 없다. 담배를 피울 때 생성되는 활성산소가 직접적으로 혈관을 손상시키며 발암성이 있는 물질들이 유전자 불안정성을 초래하는 등 다층적인 원인으로 노화속도가 빨라지기 때문이다. 흡연으로 줄어든 기대여명은 대부분 금연으로 회복할 수 있는데, 25~34세에 금연하면 10년, 35~44세에는 9년, 45~54세에는 6년, 55~64세에는 4년을 되찾을 수 있다.

담배를 피우지 않으면 집중이 되지 않는다는 사람들이 있는데,

---

*   Li Y, Pan A, Wang DD, Liu X, Dhana K, Franco OH, Kaptoge S, Di Angelantonio E, Stampfer M, Willett WC, Hu FB, "Impact of Healthy Lifestyle Factors on Life Expectancies in the US Population", *Circulation*, 2018 Jul 24;138(4):345-355.

**   흡연율은 평생 담배 5갑(100개비) 이상 피웠고 현재 담배를 피우는 분율로 정의하는데, 2019년부터는 기존 '담배' 용어를 '전자담배'와 구별해서 '일반담배(궐련)'로 변경했다(질병관리본부, 앞의 글).

니코틴은 머리가 좋아지는 물질이 전혀 아니며 머릿속에서 불필요한 긴장을 높이는 물질일 뿐이다. 오히려 담배는 뇌의 노화속도를 증가시키고 치매의 다양한 증상이 발생하는 시기를 앞당길 뿐이다. 담배로 식욕을 조절한다는 핑계도 있는데, 생활습관을 고치는 것이 정 어렵다면 니코틴과 비슷한 느낌이 들면서 훨씬 안전하고 효과적인 약들을 처방받는 것이 차라리 낫다.

흡연은 시작하지 않는 것이 가장 좋다. 이미 시작을 했더라도 끊어야 한다. 궐련은 나쁘고 전자담배는 괜찮다고 잘못 생각하는 사람들도 있다. 하지만 니코틴 자체가 해로울 뿐 아니라 전자담배가 급성폐손상(급성호흡곤란증후군)을 일으킨다고 보고되고 있으며, 장기간 사용하는 경우 어떠한 호흡기 계열의 합병증을 일으킬지 아직 충분히 연구되지 않았다. 그런데도 굳이 불확실한 위험을 감수하면서 실험할 필요가 있을까?

니코틴 결핍 때문에 일어나는 금단현상은 보건소나 여러 의료기관에서 운영하는 금연클리닉의 도움을 받으면 해결된다. 이와 함께 스스로 어떤 상황에서 담배를 피우는지 잘 생각해보는 것이 좋다. 자신에게 필요한 것이 니코틴 자체였는지, 담배를 피우는 행위와 그 전후 과정에서 발생하는 여러 가지 작은 보상들인지를 분석해보는 것이다. 마음챙김 연습을 하면 이 과정을 조금 더 세밀하게 자각하기 때문에 금연에 큰 도움이 될 수 있다.

담배보다 무서운 술

전 세계적으로 15~49세의 젊은 성인에게서 조기사망과 장애를
일으키는 원인은 단연코 술이 1위다. 알코올은 분자생물학적으로
여러 가지 가속노화 기전을 활성화한다고 알려져 있다. 알코올은
조금만 복용해도 신경계 독성이 있으며 그 독성은 누적될수록 큰
폭으로 증가한다. 과거에는 정말 술을 오랫동안 많이 마셔야 알코
올성치매alcohol-related dementia나 소뇌기능장애cerebellar dysfunction* 등 신
경퇴행성 질환에 걸린다고 생각했다. 하지만 영상분석기술이 발
달하면서 알코올이 소량만 축적되어도 신경계 노화가 가속된다
는 사실이 밝혀지고 있다.

알코올은 자연적으로 과실이 발효되면 극미량 형성된다. 육종
기술이 발달하기 이전, 별로 달지 않았던 숲속 열매에서 만들어지
는 알코올 도수는 고작 1퍼센트 언저리에 불과했다. 미량의 알코
올은 지방과 마찬가지로 고품질 연료 역할을 한다. 과일에 미량의
알코올이 생성된다는 것은 곧 당도가 높다는 의미이기도 하다. 술
취한 원숭이 가설에 따르면 양질의 에너지원을 구하는 것이 주요
과제였던 유인원은 알코올을 좋아하도록 진화했을 것이다. 뇌가
고품질 영양소인 단맛과 지방을 좋아하도록 진화한 것과 마찬가지

---

* 소뇌의 기능에 장애가 생기면 근육의 정상적인 긴장도가 저하되고 걸을 때 몸통의 운동조절 장애가 생기
며 움직임이 부자연스러워진다. 또한 여러 근육운동의 조화가 어려워져 정밀한 일을 할 수 없게 된다.

원리다.

이렇게 수렵채취사회에서 생존 기제로 사용되던 사람의 뇌는 농경과 산업 기술의 발달과 만나면서 문제를 일으킨다. 가장 쉽고 싸게 구할 수 있는 칼로리 섭취원이 단순당과 정제곡물이 되어버린 것처럼, 인류는 자연적으로는 존재하지 않는 고농도의 에탄올을 쉽게 대량으로 섭취할 수 있게 되었다. 그 결과 많은 현대인이 실질적으로 당중독 상태에 빠져 있듯 알코올에 의존하게 되었다.

한국에서는 상습적인 알코올 섭취를 문화관습적으로 큰 문제가 아닌 것처럼 생각한다. 그러나 술을 줄여야 한다고 생각하지만 잘 줄이지 못하거나, 술 때문에 몸이 나빠지는 것을 느끼면서도 술을 계속 찾는다거나, 술 한 잔이 무척 당기는 경험을 자주 한다면 알코올의존증alcohol dependence일 가능성이 높다.* 이러한 알코올의존증은 매우 흔할 것으로 생각되는데, 2020년 국민건강영양조사에서 한국 40대 남성의 고위험음주율은 무려 30.1퍼센트였다(전체 성인 남성 21.6퍼센트, 여성 6.3퍼센트). 한국에서 고위험음주율은 '남자는

---

* 알코올의존증은 지난 1년간 다음 기준의 세 가지 이상에 해당하는 경우에 진단할 수 있다(서울아산병원).

  ① 알코올에 대한 내성. 같은 정도로 취하기 위해 전보다 많은 양의 술이 필요하고, 전과 비슷한 양의 술을 먹으면 전처럼 취하지 않는 상태를 의미한다.

  ② 알코올에 대한 금단현상. 장기간 많은 양의 술을 섭취하다가 갑자기 술을 끊었을 때 불안, 불면, 식은땀 등의 증상이 나타나고, 이때 다시 술을 먹으면 증상이 사라지는 것을 의미한다.

  ③ 원래 마음먹었던 것보다 더 많이, 더 오래 술을 마신다.

  ④ 술을 끊고 싶어하고, 끊으려고 노력도 하지만 성공하지 못한다.

  ⑤ 술 때문에 중요한 사회적, 직업적 활동을 제대로 하지 못하거나, 재충전을 위한 활동을 포기한다.

  ⑥ 술 때문에 생겼거나 악화될 수 있는 병이 있는데도 계속 술을 마신다.

  ⑦ 술을 구하고, 마시고, 깨는 데 많은 시간을 소모한다.

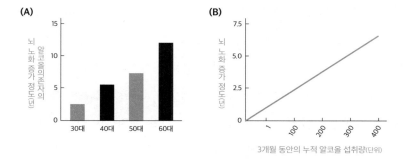

그림 22 | (A) 알코올의존자는 같은 나이의 비의존자에 비해 뇌 노화가 10년 이상 진전되어 있다.[*] (B) 지난 3개월 동안 섭취한 술의 총량이 많을수록 뇌 노화 정도는 심하다(표준잔 1단위는 알코올 10g으로, 맥주 250mL, 소주 1.5잔, 와인 100mL, 위스키 30mL 정도).[**]

한 번의 술자리에서 일곱 잔 이상(또는 맥주 다섯 캔 정도), 여자는 다섯 잔 이상(또는 맥주 세 캔 정도)을 주 2회 이상 마시는 사람의 분율'로 정의하고 있다. 서구의 연구에서 이야기하는 중등도의 음주(1회 음주 세 잔까지)나 MIND 식단에서 허용하는 하루 한 잔까지의 와인 섭취를 훨씬 뛰어넘는 양이다.

알코올은 초강력 뇌 가속노화 물질이다. 알코올사용장애alcohol use disorder, 그중에서 알코올의존증이 있는 사람의 뇌 노화 정도는 30대에서는 같은 또래에 비해 2~3년가량 심하다. 하지만 나이가

---

[*] Guggenmos M, Schmack K, Sekutowicz M, Garbusow M, Sebold M, Sommer C, Smolka MN, Wittchen HU, Zimmermann US, Heinz A, Sterzer P, "Quantitative Neurobiological Evidence for Accelerated Brain Aging in Alcohol Dependence", *Translational Psychiatry*, 2017 Dec 11;7(12):1279.

[**] Angebrandt A, Abulseoud OA, Kisner M, Diazgranados N, Momenan R, Yang Y, Stein EA, Ross TJ, "Dose-dependent Relationship between Social Drinking and Brain Aging", *Neurobiology of Aging*, 2022 Mar;111:71-81.

들수록 그 정도가 가팔라져서 60대가 되면 같은 또래에 비해 12년 정도 노화 정도가 진전된다(그림 22-A). 한국 기준으로 고위험음주로 분류되고 서구식 기준으로는 알코올의존증을 경험한 사람은 뇌 가속노화를 실시간으로 경험하는 셈이다. 고위험음주에 빠진 한국 40대 남성이 60대까지 해당 생활습관을 유지하면 같은 또래보다 치매 발병을 12년 앞당기는 결말을 맞는다. 적은 음주량도 뇌 가속노화를 유발한다. 그림 22-B에서 볼 수 있듯 지난 3개월 동안 누적 총 300단위(표준잔) 정도의 술을 마셨다면, 마시지 않은 사람에 비해 뇌 노화가 5년 이상 빠르게 진행되어 있다. 이 양은 하루에 막걸리 한 통 정도를 꾸준히 마신 정도임에도 그러한 결과가 나온다.

알코올은 광범위한 수용체에 작용해서 낮은 용량에서는 기분을 가라앉히고, 중간 정도의 용량에서는 기분을 흥분시킨다. 고용량을 섭취하면 몸을 가누지 못하고 기도를 스스로 유지하기 어려워지며 자발호흡이 이루어지지 않아 사망에 이르게 하는 화학물질이다. 선택적으로 수용체에 작용하는 수면제보다는 마구잡이로 뇌기능에 영향을 주는 본드, 시너 등 유기용매와 흡사하다. 혈중 농도의 안전 범위가 그다지 높지도 않다. 체중이 70킬로그램인 남성이 맥주 500밀리리터를 먹고 90분 이내인 경우 혈중알코올농도는 0.03퍼센트가 되는데, 이는 억제되어 있던 감정이 풀어지고 말이 많아지며 기분이 좋아지는 상태다. 혈중알코올농도가 여기에 4배 정도 되면 만취상태가 되어 똑바로 걸을 수 없으며, 10배인 0.3퍼센트가 되면 기도유지가 되지 않아 사망에 이를 수 있다.

본드와 마찬가지로 알코올은 직접적인 신경계 독성이 있어서 신경세포 자체와 신경섬유를 둘러싸고 있는 피복을 계속해서 손상시킨다. 또한 알코올은 분해되면서 세포에 대사적 스트레스를 일으키며, 대사중간생성물인 아세트알데히드^{acetaldehyde}의 독성은 온몸이 마치 세균에 감염된 것과 비슷한 염증상태를 만든다. 이런 기전을 통해 두뇌의 다양한 영역이 빠른 속도로 쪼그라들면서 중추신경계의 기능도 떨어진다. 이때 자제력과 의사결정능력, 감정조절, 기억력, 균형감각 등 광범위한 영역이 점진적으로 파괴된다.

알코올을 오랫동안 섭취하면 스트레스호르몬도 비정상적으로 반응한다. 기저상태에서 코르티솔 수치도 비정상적으로 높아지며, 그 독성은 심혈관계로도 파급되어 혈압이 오르고 심방세동 등 부정맥에 취약한 상태가 된다. 이런 모든 변화는 마음의 엔트로피를 극단적으로 높이므로 탐욕, 분노, 어리석음에 더욱 취약해진다. 알코올의존증에 빠진 사람은 결과적으로 장기적인 수면부족에 시달린 사람과 비슷한 뇌상태가 되는 것이다. 술을 마시고 자면 수면구조가 망가지기 때문에, 같은 시간 동안 잠을 자더라도 뇌는 제대로 휴식하지 못한다. 염증상태와 코르티솔 수치가 상승하면 근육을 분해하고 복부지방을 축적시키기도 한다.

지금까지 이야기한 모든 변화는 하루 종일 술만 마시다가 알코올성 간경변이 발생하는 전형적 알코올의존자에게만 일어나는 현상이 아니다. 고위험음주에 해당하는 습관을 가진 사람이라면 충분히 경험하는 변화다. 이렇게 온몸으로 퍼지는 알코올 섭취의 가속노화 효과는 분자생물학적 방법으로 측정한 생물학적 나이로도 관찰될 정도다.

약간의 술은 정말 건강에 좋을까?

술의 해악 역시 관찰연구 기법 때문에 상당히 과소평가되어 있다. 대규모 인구집단에서 음주량에 따라 심혈관계질환이나 사망이 얼마나 발생하는지를 관찰한 연구 결과에 따르면, 술을 아예 먹지 않는 사람에 비해 하루 1~3단위(표준잔) 정도 술을 마시는 사람의 관련 질환 발생률이 오히려 낮게 나타난다. 현재로서는 소량의 알코올에 혈관이완 효과와 스트레스 감소 효과가 있기 때문일 것이라는 설명이 가장 적절하다. 이런 현상을, 항산화물질인 레스베라트롤 resveratrol을 섭취하려면 와인을 많이 마셔야 한다는 '프렌치 패러독스 French paradox'로 설명하기도 한다. 하지만 생물학적으로 의미가 있을 만큼 레스베라트롤을 섭취하려면 와인을 1,000잔쯤 마셔야 하므로 프렌치 패러독스는 적절하지 않다.

과학자들은 몇몇 관찰연구에서 '술을 마시지 않는 사람들'과 '지속 가능하게 소량만 술을 마실 수 있는 사람들'의 특성을 자세히 분석해야 한다고 이야기하기도 한다. '술을 마시지 않는 사람들' 집단에는 질병과 복용하는 약 등 건강 때문에 술을 먹지 못하는 사람들이 포함되어 있을 수 있다. 농촌경제연구원이 국민건강영양조사 원자료를 분석한 연령대별 다소비 식품 비교에 따르면, 맥주는 식품 종류별 소비 순위에서 50대에서는 4위를 차지하다가 60대에서는 12위, 80대에서는 순위권인 30위 밖으로 밀려났다. 비슷하게 순위가 밀려나는 식품은 돼지고기다. 50대에서는 9위, 60대에서는 16위를 차지하다가 80대에는 역시 30위 밖으로 밀려났다. 질병과 노화라는 측면에서 보면, 술과 고기를 자유롭게 먹는 것은 젊고 건강함을 방증할 수 있다는 의미다. 이에 비추어 보건대 같은 연령대, 즉 40~49세나 50~59세에도 술을 전혀 마시지 않는 사람들 중에는 마실 수 없어서 못 마시는 사람들이 꽤 포함되어 있을 것이다. 관찰연구에서는 이런 요인을 완전히 소거하기 어려워서, 아주 소량의 술을 즐기는 사람들이 술을 전혀 마시지 않는 사람들에 비해 미래의 사망이나 질병 발생 가능성이 낮게 측정되는 것일 수 있다.

반대로 정말 한 잔 정도까지만 지속 가능하게 술을 마실 수 있는 사람들은 전반적인 몸과 마음의 건강상태가 상당히 좋을 가능성이 높다. 술은 담배에 비해 중독성이 훨씬 강하다. 담배를 하루에 딱 반 개비만 피울 수 있는 사람은 많지 않다. 그보다 중독성이 강한 술을 이렇게 절제할 수 있다는 것은 남들보다 보상회로가 중독물질에 무덤덤하거나 자제력이 높다는 뜻이다. 이는 생활 전반의 규율로도 이어질 가능성이 있다. 그래서 연구자들은 '술'이라는 자극을 사람이 건강하게 살기 위해 접하는 하나의 도전이라고도 생각한다. 도전에 맞닥뜨렸을 때 중독되지 않거나 절제할 수 있는 사람이 더 잘 살아남을 가능성은 일종의 현대적 자연선택 기전이라고 할 수도 있다.

그러므로 MIND 식단에서 제시하는 것처럼, 당신이 정말 하루에 와인을 최대 한 잔 정도만 즐길 수 있는 능력을 보유했다면 일단 축하한다. 당신은 지금의 절주 상태를 유지하면서 술을 즐겨도 좋다. 하지만 한번 마시기 시작하면 자제하지 못하고 계속 마시게 되거나 알코올의존증이 조금이라도 있는 사람이라면 지금이라도 술을 끊는 것이 좋다. 그동안 술을 즐기던 상황이라 이 말을 듣고 '무슨 낙으로 살지' 하는 생각부터 들었다면, 이미 보상회로에 문제가 있는 상태이므로 더더욱 술을 끊어야 한다. 술을 끊고 보상회로가 정상화되어야 스트레스가 풀리면서 몸과 마음에 이로운 여러 가지 활동을 즐길 수 있다.

술을 끊는 것도 처음 2~3일이 가장 힘들다. 그 기간을 넘기기 어렵고, 저녁만 되면 술 생각이 나며 잠이 오지 않고 가슴이 쿵쾅거린다면 의사에게 금단현상을 완화하는 약을 처방받아서 단기간 사용하는 것도 좋다. 술 때문에 망가진 뇌를 회복하고 스트레스가 생겼을 때 다시 술을 마시지 않게 도와주는 최고의 보약은 운동과 마음챙김이다. 마음건강의 내재역량이 좋아지고 습관이 서서히 흐릿해진 후에도, 지치거나 목이 많이 마르거나 스트레스를 많이 받을 때 시원한 맥주 한 잔이 생각날 수는 있다. 하지만 그때는 자신에게 필요한 것이 잠인지, 물인지, 양질의 식사인지, 마음챙김 명상인지 살필 수 있게 된다. 술 한 가지만 억지로 끊는다고 술과 작별할 수 있는 것이 아니다. 이 책에서 다루는 전반적인 내재역량 도메인들의 상태가 함께 좋아져야 한다. 익명의 알코올의존자들모임Alcoholics Anonymous, AA이 효과를 발휘하는 것도, 비슷한 문제를 겪는 사람들과의 교류를 통해 술 자체가 아니라 정서, 사회적인 내재역량을 지지받는 요인이 상당 부분 존재하기 때문일 것이다.

음주로 일어나는 뇌위축을 비롯한 여러 가지 생물학적 가속노화 현상은 금주를 시작하면 빠르게 회복된다. 첫 한 달 동안 회복속도가 가장 빠르고 대부분은 6개월 내에 회복되며, 1년이 지난 후에도 지속적으로 개선된다. 알코올의존증이 있는 사람에게서 발견되는 상당히 진전된 뇌위축마저도 크게 개선될 수 있다. 단 술을 다시 마시기 시작하면 뇌위축은 급격히 재발한다.

자신은 이미 늦었으니 즐겁고 편하게 살다가 죽겠다는 생각은 옳지 않다. 이런 자세는 자신에 대한 폭력일 뿐 아니라, 고장 난 자신을 상당 기간 돌보아야 할 주변 사람들에 대한 무책임한 테러행위라 해도 과언이 아니다. 그동안 당연하게 생각하던 음주습관의 기저에는 그저 더 높은 밀도의 에너지원을 선호하는 생존기제와 그에 따른 뇌의 화학적 특성이 깔려 있다는 것을 이해하고, 자신의 삶을 더 나은 방향으로 바꿔보자.

당신은 더 나은
결정을 할 수 있다

사람들은 가능하면 안 아프고 싶어한다. 어떤 제품에서 기준치를 초과하는 발암물질이 검출되었다고 대대적으로 보도되면 사람들이 분개하는 이유다. 리콜과 보상이 이루어지고 '기준치'를 초과하는 화학물질이 들어 있던 제품들은 모두 쓰레기장으로 향한다. 하지만 해당 제품이 기준치를 얼마나 초과했으며 실제 사용자에게 어떤 영향을 주는지를 객관적으로 살펴보려는 사람은 별로 없다. 그저 '저 물건은 해롭다'라며 손가락질하고 수군거릴 뿐이다.

사업가들과 기자들은 이러한 집단심리를 자신에게 유리한 방향으로 이용해왔다. 경쟁사를 도태시키기 위해서 그 회사 제품의 일부 성분이 인체에 유해하다고 침소봉대하면 해당 제품이 시장에서 퇴출되는 것은 시간문제이기 때문이다.

보이는 대로 생각하는 인간

사람의 뇌는 기인起因을 평가하는 데 적절하지 않다. 현재 발생한 어떤 현상의 잠재적 기여 요인을 데이터에 기반해서 판단하는 일을 어려워한다. 대신에 의사결정과 판단에 분노, 욕심, 두려움 등 감정이 크게 개입하는 경향이 있다. 예를 들어 특정 연도에 생산된 한 알약에 미량의 발암물질이 섞여 있다는 사실에는 크게 놀란다. 그리고 그 흥분은 그 약을 몇 년 동안 복용한 것과 불에 구운 고기 1인분을 복용하는 것 간에 큰 차이가 없다는 설명을 들어도 쉽사리 가라앉지 않는다.

가스레인지로 음식을 조리하면 폐암에 걸린다는 생각이 널리 퍼져 인덕션레인지 보급이 급속히 늘고 있다. 정작 폐암의 잠재적 원인은 음식을 조리할 때 발생하는 눈에 보이지 않는 여러 가지 미세먼지와 유기화합물 기체다. 이 기체는 음식을 어떤 방식으로 가열하든 일정 온도에 도달하면 동일한 양이 생성된다. 결국 이를 줄이려면 후드를 사용하고 재료를 굽지 않는 대신 찌거나 끓여 먹는 등 다른 조리 방법을 선택해야 한다. 가스레인지와 인덕션레인지의 차이는 이산화탄소와 극히 적은 일산화탄소 등 연소의 결과물이 발생하는지 여부다. 이들은 발암물질이 아닐뿐더러 이마저도 후드를 사용하면 대기로 배출된다. 게다가 인덕션레인지는 가격이 비싸고 전기를 사용하기 때문에 전체적인 탄소발자국도 가스레인지보다 50퍼센트 이상 많이 발생한다. 한마디로 가스레인지로 음식을 조리해서 폐암이 발생할 가능성을 줄이기 위해 인덕션레인지를 사용하는 것은 의미가 없는 데다가, 경제적으로도, 환경적으로도 손해인 방법이다. 하지만 사람들의 머릿속에 이런 사실관계는 대부분 들어오지 않고 그저 가스레인지는 '가족을 배려하지 않는 사람들이나 쓰는 것'이라는 감정적 판단만 남는다.

인간에게는 진화적으로 먼 미래를 예측하는 능력이 필요했던 적이 없다. 사람은 수백만 년 동안 그날그날의 배고픔과 맹수의 위협으로부터 오늘 밤을 무사히 넘길 수 있을지에 신경을 곤두세우면서 살아남았다. 생식과 양육의 임무를 마무리한 이후의 건강과 질병에 대한 장기계획은 인류가 존재했던 대부분의 기간 동안 병적 망상으로 치부할 일이었다.* 그 때문인지 사람의 뇌는 최근에 접한 사실만을 주로 기억하는 경향이 있으며 모든 사건을 선악의 구도로 해석하는 데 익숙하다. 생각과 판단에 감정이 개입되는 경향도 있다. 대표적인 예로 가스레인지는 무시무시한 이미지, 인덕션레인지는 고급생활의 이미지, 공기청정기는 미세먼지라는 공포를 없애주는 부적, 아파트에 기본적으로 부착되어 있는 환기장치는 전기요금 폭탄 등으로 단정짓는 것을 들 수 있다. 사실관계의 유무와 상관없이 좋고 나쁨의 이미지가 행동과 의사결정에 영향을 준다.

---

* 본능은 매우 강력해서 과학적 사고방식을 잘 따르는 전문가들조차 일상 문제에 대해 스스로의 연구 결과와 상당히 괴리된 결정을 하는 경우가 있다. 폐암 전문가가 골초거나 간질환 전문가가 말술인 사례는 수두룩하다.

따라서 생물학적 효과가 장기간 누적되었을 때의 위력을 정확하게 파악하기는 심리적으로 어렵다. 앞서 이야기한 해독주스는 독소를 배출해주지도 못하고 오히려 복용 후 시간이 지날수록 스트레스호르몬 분비를 증가시킨다. 건강에 좋다고 널리 알려졌던 '음이온'은 방사성동위원소로 만들어낸다고 밝혀졌다. 사람들은 각종 영양제를 먹고 항노화클리닉에 방문해서 활성산소를 감소시킬 수 있다는 항산화주사를 맞는다. 하지만 우리 몸의 자연스러운 활성산소는 고장 난 미토콘드리아를 청소해주는 고마운 존재다. 오히려 이렇게 필요한 활성산소를 만들어줄 수 있는 고강도 신체활동이 부족한 경우가 많다. 항산화주사를 맞는 것은 엉뚱한 방향의 일을 하는 셈이다. 여러 가지 생활습관을 조합해 하루에 축적되는 노화의 정도를 500~2,000까지 조절할 수 있다고 하면 그중 200~300을 차지하는 중요한 한 가지 생활습관에 대해서는 생각하지 않고 0.1~0.2 정도밖에 영향을 주지 않는 그다지 의미 없는 것들에 시간과 비용을 쓴다. 가속노화가 진행되도록 '항노화' '건강'으로 광고하는 제품과 서비스를 구입해 면죄부를 얻고자 하는 셈이다.

안 아프고 오래 살고 싶은 욕망이 있으면서도 스스로의 가속노화 사이클을 돌보지 않는 사람들의 심리적 기제는 인류가 기후변화에 무심한 것과 무척 비슷하다. 주관적 삶의 질을 그다지 떨어뜨리지 않아도 개인의 탄소배출량을 대폭 줄일 수 있는 생활습관의 선택지가 다양하지만 사람들은 고탄소 과소비 생활을 오히려 성공한 삶의 방식이라고 생각한다.

《기후변화의 심리학Don't Even Think About It》을 쓴 조지 마셜George Marshall이 의사결정 심리학 분야의 대가 대니얼 카너먼Daniel Kahneman과 진행한 인터뷰에서, 카너먼은 기후변화가 일으키는 문제에 사람들이 충분한 위협을 느끼지 못하는 이유를 세 가지로 설명했다. 첫째, 기후변화는 현저성이 부족하다. 자신을 향해 돌진하는 자동차와 달리 기후변화는 추상적이고 눈에 보이지 않는다. 둘째, 현재성이 부족하다. 기후변화에 대처하려면 먼 미래에 발생할 크지만 불확실한 손실을 줄이기 위해 현시점에 어느 정도의 비용 지출과 생활수준 저하를 감수해야 하는데 이것은 인간이 특히 받아들이기 어려운 조합이다. 셋째, 기후변화에 대한 정보는 불확실하다. 과학자들은 현상이 발생한 이유와 발생 가능성, 불확실성을 고려해서 객관적으로 제시하려다 보니 발생 가능성이 99.999퍼센트인 사건일지라도 '발생 가능성 높음'이라고 기술하는 경향이 있다. 그 결과 대중은 이러한 정보를 불확실한 것으로 이해한다. 사람이 생각할 수 있는 시간 지평에도 한계가 있다. 월가의 유명한 투자자인 켄 피셔Ken Fischer는 투자에서 인간이 상상할 수 있는 시간 지평은 최대 18~24개월에 불과하다고 이야기한다. 이 때문에 사람은 현재의 단기적 편안과 중장기적인 큰 불편 중에서 단기적 편안을 선택하는 파우스트적 거래(악마에게 영혼을 파는 거래)를 하는 경향이 있다.

기후변화와 마찬가지로 노화와 건강, 질병은 사람들이 금기시하는 죽음과 연관되어 있기 때문에 스스로의 삶에 직접 대입해보는 것을 꺼린다. 나아가 올바른 습관을 형성하기 위한 노력이 당장 눈에 보이는 변화를 만들어내지 않으므로 그러한 습관 자체를 돌아보지 않으려고 한다. 반대로 이름을 붙일 수 있는 질병이 발생하면 그에 대해서는 가장 최첨단의 치료를 받고자 한다. 기대여명을 10년 이상 늘릴 수 있는 생활습관을 알면서도 실천하지 않다가 '암'이라는 명확한 적이 생기면 기대여명을 몇 주 늘리는 치료법에 전 재산을 쏟아붓는다.

이러한 태도를 비난하려는 것은 아니다. 앞서 설명했듯이 단기적 사고방식은 인간의 뇌가 진화하면서 형성되었다. 하지만 세상의 작동 원리와 사람의 삶은 매일 맹수의 위협에서 도망치듯 살면서 평균 20년 생존하던 수렵채취시대와는 크게 달라졌다. 따라서 우리는 뇌의 경향성을 이해하고 이성적으로 다스릴 수 있어야 한다. 당신의 재산과 건강을 노리는 사기꾼들은 노화와 죽음을 외면하고 불편을 피하고자 하는 심리를 능수능란하게 이용하기 때문이다.

노화의 속도 조절을 한눈에 이해하는 사고실험

매일 시리얼, 라면 등에 포함된 정제곡물이나 콜라, 주스 등에 들어 있는 단순당을 즐기는 습관이 대사증후군을 일으키는 강력한 독약을 매일 먹는 것이라고 바꿔 생각해보자. 매일 반주로 와인 반

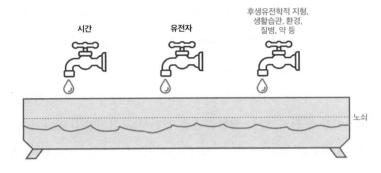

그림 23 | 노화속도를 좌우하는 세 개의 수도꼭지

병을 마시는 것은 강력한 머리 나빠지는 약을 먹는 것이라고 바꿔 생각해보자. 일을 더 많이 하려고 잠을 2시간 줄이는 것도 와인 반 병을 매일 마시는 것과 비슷한 해악이 있고, 잠을 2시간 줄인 채로 술까지 마시면 두 가지 해악을 곱한 효과가 있음을 주지하자. 이렇 게 개인의 생애, 질병, 노화를 전체적으로 보면서 생활습관의 위력 을 이해하는 관점을 훈련하다 보면, 대중의 심리를 이용해서 이익 을 보려는 사람들의 이야기에 혹해 의사결정을 잘못하는 경우를 조금은 예방할 수 있다.

사람의 노화와 질병, 장애는 거대한 욕조에 비유할 수 있다(그림 23). 세 개의 수도꼭지로 쏟아져 나온 물(노화 정도)이 일정한 높이에 도달하면 유의미한 내재역량 부족(노쇠) 현상이 나타나고 독립적 인 일상생활을 유지하기 어려워진다. 안타깝게도 이 욕조에 물이 빠져나가는 구멍은 없다. 물이 흘러넘치지 않게 할 수 있는 방법은 두 가지다. 바로 욕조의 밑면적을 넓히는 것, 즉 젊어서부터 내재역량을 강화해놓는 것과 세 번째 수도꼭지의 유량을 가능한 한 줄이는 것이다. 이 원리를 이해해야 건강, 질병과 관련해서 어리석은 판단을 하지 않을 수 있다.

첫 번째 수도꼭지인 시간은 누구에게나 공평하다. 두 번째 수도꼭지인 유전자는 이미 태어난 이상 바꾸기가 어렵다. 세 번째 수도꼭지는 후생유전학적 지형, 생활습관, 환경, 질병, 약 등 모든 후천적 경험을 포함한다. 후생유전학적 지형이란 유전자 발현을 조절하는 유전체 주변 환경을 의미하는데, 개체와 환경의 상호작용을 통해 끊임없이 변화한다. 쉽게 말해서 꾸준히 노력하면 유전자의 발현 정도나 시기를 변화시킬 수도 있다는 뜻으로, 팔자도 어느 정도 고쳐볼 수 있다. 단 세 번째 수도꼭지가 일정 정도 열려서 유량이 많아지면 점점 잠그기 어려워진다. 일단 구멍이 생긴 댐은 점점 붕괴에 취약해지는 것과 마찬가지다. 세포, 조직, 장기체계에 고장이 많이 나기 시작하면 양성 되먹임을 일으켜 노화의 생물학적 핵심 특징들이 더 빨리 발현되도록 만든다(그림 24). 노화에는 복리이자 같은 특성이 있는 것이다.

근거가 불명확한 건강정보를 바탕으로 구매나 행동을 결정하는 수많은 단계마다 주의가 필요하다. 무엇보다 인간의 심리적 특성을 이해하고 건강정보 이면에 어떤 기전이 있는지를 공부해야 한다. 그래야 건강과 행복을 미끼로 지갑에서 돈을 꺼내가려는 사람들의 속임수를 간파할 수 있다. 남들이 좋다고 이야기하는 것들이 임상적으로 검증되었는지도 확인해야 한다. 상업적으로 판매되는

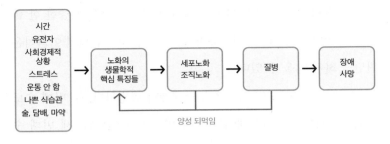

그림 24 | 가속노화는 생물학적으로 한번 시작하면 더 악화되는 양성 되먹임을 일으킨다.

대부분의 건강보조제는 현재 젊고 건강한 사람들에게는 효과가 없을 가능성이 높고, 설령 효과가 있더라도 생활습관을 바로잡아서 얻는 효과의 1퍼센트에도 못 미칠 것이다. 돈 내고 맞는 비싼 주사나 다양한 요법들도 마찬가지다.

성인기에 돈을 들여서 살 수 있는 건강 관련 상품 중 확실한 기전적, 임상적 증거가 있는 것들도 있다. 대표적인 예가 주기적으로 스케일링을 받고 매일 치실을 사용하는 것이다. 인플루엔자백신, A형간염백신, 파상풍-디프테리아백신, 사람유두종바이러스백신 등 성인기에 권장되는 적절한 예방주사를 맞고, 선제적으로 잠복결핵 검사 및 조기치료를 받는 것도 마찬가지다. 보건복지부가 권고하는 흔한 암에 대한 국가암검진을 잘 챙겨 받는 것도 추천한다. 가속노화의 중간 기전이자 결과이기도 한 복부비만, 고혈압, 2형당뇨병, 고지혈증과 알코올성·비알콜성 지방간은 조기 발견과 적절한 의학적 치료, 올바른 생활습관을 병행해야 정상 수준으로 관리할 수 있다. 안타깝게도 이런 방법들은 스스로 찾아서 챙기지 않으면 놓치기 쉬울 정도로 홍보도 잘되지 않는다. 비용이 별로 들지 않지만 건강관리에 필수적인 것들을 바쁘고 귀찮다는 핑계로 소홀히 하고 있다면 다시 한 번 챙겨보자.

이제 '건강'이라는 단어를 스스로의 내재역량을 보존하는 방향과 일치시키는 훈련을 해야 한다. 세러피therapy, 트리트먼트treatment 라는 이름이 붙은 다양한 처치들은 아무 노력 없이 수동적으로 편하게 받을 수 있어 인기가 좋지만, 실질적으로는 별 도움이 되지 않는다. 통증이나 불편감 완화에 도움이 되더라도 그 효과가 일시적일 가능성이 높다. 통증 완화나 질병 치료에 효과가 좋다고 해서 팔리는 기구나 장비도 마찬가지다. 잠이 오지 않는다고 수면제를 찾는 것과 비슷하게 겉으로 보이는 현상을 보이지 않게 덮어버릴 뿐이며 근본 원인은 해결하지 못하는 경우가 대부분이다.

실질적으로 내재역량에 도움이 되는 방법들 중에는 운동이나 마음챙김 명상처럼 귀찮더라도 능동적으로 행동에 나서야 하는 것이 많다. 약간의 불편이 편안함으로 느껴지고 노화의 세 번째 수도꼭지를 잠그기 시작하는 것, 그것이 아프지 않고 건강하게 나이 들 수 있는 방법이다.

항노화요법이라는
거짓 신화

진료실을 찾는 사람 중에는 노화 방지에 관심이 있다고 하면서 인터넷이나 대중매체로 알려진 항노화요법들의 효과를 궁금해하는 사람이 많다. 이 책을 읽고 '그래서 뭘 먹으란 말인데?'라고 묻는 사람도 있을 것이다. 주변에 항노화요법을 제공하는 클리닉은 많다. 하지만 내과의사이면서 생물학실험실에서도 장기간 근무한 적이 있었기 때문에 항노화에 대해 잘 안다고 생각하는 나로서는, 정작 노화의 기전과는 별로 상관이 없는 이런 요법들이 널리 사용되고 있다는 이야기를 들을 때마다 놀라움을 금치 못한다.

항노화효과가 있다고 이야기하려면 기전적으로는 노화의 핵심인 주요 생물학적 특징을 개선해야 한다. 다시 말해 수명을 연장하거나 생물학적 나이를 유의미하게 대변하는 생체지표 또는 임상적 척도인 노쇠 정도나 내재역량을 개선할 수 있어야 한다. 하지만 현재 한국에서 광고되고 판매되는 항노화요법 중에서 이러한 기준을 만족시키는 것은 거의 없다. 지금부터는 항노화요법들의 종류를 정리하고, 그것들이 과연 어떠한 생물학적 아이디어에 기반하고 있으며 잠재적으로 어떠한 이익과 위험을 주는지 살펴본다.

가짜 항노화요법들

항노화수액

항노화효과가 있다고 가장 흔하게 광고하는 것이 수액요법일 것이다. 수액은 일반적으로 체내 세포외수분과 삼투압 및 전해질 조성이 비슷한 수용액이다. 정제수(물)와 소금 때로는 약간의 칼륨과 그 밖의 전해질, 포도당 등이 포함된다. 말하자면 그냥 소금과 설탕이다. 여기에 어떤 생물학적 효과가 있을 것으로 예상되는 무언가를 섞어서 몇 시간 동안 맞는 것이 수액요법이다.

항노화효과는 차치하고 정상적으로 일상생활을 하는 대부분의 성인에게 수액 자체는 그리 유익하지도 유해하지도 않다. 질병 때문에 수분이나 음식을 섭취하는 데 지장이 있는 사람이 아니고서야 이 정도의 전해질과 영양분은 한 끼 식사의 0.5인분 정도로 충분히 섭취할 수 있다. 따라서 대부분의 사람이 수액 공급 자체로 얻는 건강상의 이익은 없다고 해도 무방하다. 수액에 들어가는 소금과 설탕을 가루로 포장해서 값비싸게 판매하기도 한다. 하지만 대부분의 사람이 당분과 염분의 과잉 때문에 가속노화 상태라는 것을 감안하면 오히려 건강에 도움이 되지 않는 것들을 판매하는 상황이다.

항산화효과가 있다는 비타민C를 비롯해 다양한 비타민을 수액에 섞기도 하는데, 항산화물질의 투여가 노화를 지연시킨다는 충분한 근거는 없다. 활성산소의 농도가 높으면 세포가 노화된다는 세포 수준의 과거 연구 결과는 사실이지만 사람의 몸은 실험실에서 조정하는 수준의 활성산소에 노출되지 않는다. 오히려 운동을 통해서 자연스럽게 활성산소를 만들어주면 체내 세포는 이 활성산소를 소모하면서 고장 난 미토콘드리아나 세포 내에 쌓여 있는 노폐물을 제거한다. 실제로 몇몇 실험에서 운동을 통해 발생한 활성산소는 노화세포를 사멸시키고 노화로 인한 대사변화를 회복시킬 수 있는 것으로 밝혀졌다.

결론적으로 수액에 섞어서 맞는 항산화제가 노화를 지연시키는 데 도움을 줄 가능성은 없다. 지난 50년 동안 이루어진 임상연구 문헌을 확인해도 결과는 마찬가지다. 노화는 장기간 누적된 효과가 신체의 구조와 기능에 영향을 끼치는 생물학적 과정이다. 따라서 간헐적으로 몇 번 맞는 항산화제 주사가 노화지연에 의미 있는 도움을 줄 것 같지는 않다.

호르몬 보충요법

사람의 성장과 노화에서 근골격계 형성과 대사과정을 포함한 수

많은 생리학적, 생화학적 과정에 영향을 주는 것이 있다. 바로 호르몬이다. 호르몬은 뇌하수체나 부신adrenal gland, 췌장, 갑상샘thyroid gland, 생식샘gonad 등에서 혈액으로 분비되어 체내 환경을 조절한다. 1940년대에 인슐린과 부신피질호르몬이 발견되고 이러한 물질들이 부족해서 발생하는 질환들이 호르몬 보충요법을 통해 나아진다는 사실이 알려지자, 다양한 임상현장에서 이 요법이 활용되기 시작했다. 그리고 이는 노화 과정에서 분비가 감소하는 성장호르몬이나 테스토스테론, 에스트로겐 등 성호르몬을 보충함으로써 노화를 지연시킬 수 있다는 생각으로 자연스럽게 이어졌다.

지금도 여성과 남성의 갱년기 증상으로 인한 삶의 질 저하를 개선하는 데 호르몬 보충요법이 활발하게 사용되고 있다. 호르몬에 반응해서 악화될 수 있는 기저질환(생식기 관련 암 등)이 없거나 심혈관 부작용이 크게 우려되지 않는 경우라면 비교적 안전한 요법으로 알려져 있다. 호르몬 보충요법을 적절하게 활용하면 활력이나 성기능 같은 다양한 주관적 지표뿐만 아니라 골밀도 같은 객관적 지표도 개선할 수 있다. 말하자면 노화로 인해 나타나는 '증상'을 완화할 수는 있다.

하지만 이를 항노화요법으로 받아들이기는 어렵다. 노화의 생물학적 특징 자체를 개선하지는 않기 때문이다. 녹이 슨 차체 위에 페인트를 칠하고 광을 내서 덜 낡은 것처럼 느껴지게 하는 것과 비슷하다. 호르몬 보충요법의 유용성 자체를 부정하는 것은 아니지만 그 목적과 결과가 변질되는 현상은 경계해야 한다.

특히 소아와 청소년에게 종종 사용되는 성장호르몬을 항노화 목적으로 사용하는 것은 주의해야 한다. 지난 20년간 발표된 임상 연구 결과를 종합하면 장년과 노년 환자에게 근육량을 늘리거나 신체기능을 향상시키기 위해 성장호르몬을 사용하더라도 삶의 질이나 신체기능이 뚜렷하게 개선되는 효과는 없는 것으로 보인다. 오히려 노화생물학 측면에서 기전을 살펴보면 성장호르몬이 일으키는 동화작용anabolism*은 세포와 조직의 노화속도 자체를 가속시킬 수도 있다. 이 때문에 항노화요법으로는 권고하기 어렵다.

줄기세포요법

항노화 영역에서 관심을 받는 것은 중간엽줄기세포mesenchymal stem cell, MSC다. 과거 황우석 사태로 유명해진 배아줄기세포embryonic stem cell나 생물학 영역에서 활발히 연구되는 유도만능줄기세포induced pluripotent stem cell, iPSC와는 다른 것이다. 중간엽줄기세포는 지방조직, 골수 등에 있다. 노화 영역에서 관심을 갖는 것은 줄기세포 자체의 분화와 증식 능력보다는 면역조절능력(주변 면역세포의 활성을 억제해서 염증을 완화하는 특성)과 줄기세포가 분비하는 섬유모세포성장인자2fibroblast growth factor 2, FGF2 같은 사이토카인cytokine이 나타내는 주변의 조직기능 개선 가능성이다.

---

* 물질대사 반응 중의 하나로 세포 내 단순한 물질이나 작은 분자들이 에너지를 사용하면서 복잡한 분자로 합성되는 과정을 말한다. 아미노산amino acid으로 근육단백질을 만드는 과정이 대표적인 동화작용의 예다.

줄기세포를 이용한 항노화요법은, 사람의 피(말초혈액)를 뽑아서 핏속의 중간엽줄기세포를 분리한 다음에 이를 증식시켜서 다시 체내로 넣으면 노화의 생물학적 특징이 개선된다고 가정한다. 일부 임상영역에서 실험적으로 이런 시술을 한다고 알려져 있다. 줄기세포의 임상 활용에 대한 규제가 미미한 일본에서 거액을 들여 이 시술을 받고 오는 사람들도 있다. 한국에는 자가혈액의 줄기세포 분획을 음경이나 유방 같은 특정 조직에 주사하는 의료기관도 있다.

다행히 중간엽줄기세포를 증식시켜 다시 체내로 넣어도 부작용이 생길 가능성은 높지 않다. 원래 이 세포들은 자유롭게 옮겨다니면서도, 주변 세포들에게 요란하게 영향을 끼치거나 이들과 활발하게 상호작용하지 않는 것이 특징이기 때문이다. 하지만 동시에 중간엽줄기세포의 건강상 이익도 알려진 바는 없다. 잘 설계된 임상연구가 보고된 사례도 없다. 또한 음경이나 유방에 주사한 중간엽줄기세포가 주사한 자리에 그대로 머물러 있을 가능성이 그다지 높지도 않다. 분리된 중간엽줄기세포를 잘 선별해서 증식시켰는지도 미지수인데 한국의 시술은 증식 자체를 시키지 않고 피에서 뽑아 분리한 세포를 체내에 다시 넣는 방식이다. 결과적으로 뚜렷한 생물학적 효과가 있을 가능성이 낮다. 몸에 뭔가를 하는 것 자체의 잠재적인 위험성(감염, 출혈, 그 밖의 알려지지 않은 위험성)을 감안한다면 굳이 실험적이고 이익은 모호한 요법을 돈과 시간을 들여서 감행할 필요가 있을지 의문이다.

킬레이션요법

여기서부터는 잠재적 위험을 무시하지 못할 요법들이다.

먼저 킬레이션chelation은 양이온인 금속과 결합하는 화합물, 즉 킬레이터chelator 역할을 하는 물질을 이용해서 금속이온이 체내에서 생물학적 역할을 수행하지 못하도록 반응하게 하는 요법이다. 가장 대표적인 사례는 병원의 채혈실에서 만날 수 있는 보라색 뚜껑의 채혈병에서 일어나는 반응이다.

채혈병 안에는 에틸렌다이아민테트라아세트산ethylene-diamine-tetra-acetic acid, EDTA이 들어 있다. EDTA는 혈액의 칼슘이온과 결합해 칼슘이 일으키는 혈액응고작용을 방지해서 검사실까지 이동하고 진단검사의학 장비를 통과할 때까지 시간을 벌어준다. 혈소판헌혈을 받으면 피가 다시 몸으로 들어올 때 입술과 팔이 저려오는 것을 느낄 수가 있다. 이 현상도 채혈용기에 들어 있는 CPDA-1citrate-phosphate-dextrose-adenine-1이라는 인체에 무해한 항응고보존제가 몸에 섞여 들어오면서 체내 칼슘이온 수치가 낮아져 생기는 현상이다. 헌혈하다가 이런 증상이 나타났을 때 칼슘이 풍부한 오렌지주스를 마시면 나아진다.

채혈병 안에 든 EDTA를 몸에 주사하는 것이 킬레이션요법이다. 납이나 카드뮴 등 인체에 해로운 중금속을 제거하려는 목적으로 사용되는데 당연히 마그네슘이나 칼슘처럼 체내에 필요한 금속이온도 제거된다. 킬레이션요법은 급성카드뮴중독이나 납중독이 발생한 상황에서는 좋은 치료법이다. 그러나 대부분의 성인에게 해롭다고 알려진 중금속의 체내 농도는 칼슘이나 마그네슘 같은 금속에 비해 상당히 낮기 때문에 킬레이션요법을 시행하기 위한 전제조건 자체가 잘 성립되지 않는다. 빌딩에 숨어 있는 범죄자 한 명을 잡기 위해서 빌딩 전체를 폭파하는 꼴이다. 실제로 킬레이션요법이 사람의 노화 표현형이나 노화와 연관된 생물학적 기전을 개선한다는 임상연구 결과는 보고된 적이 없다.

정말로 킬레이션요법을 경험하고 싶다면 짧게는 3일 간격으로 할 수 있는 혈소판헌혈을 하자. 무료인 데다가 혈소판 부족에 시달리는 한국 의료현장에도 도움을 주고 덤으로 기념품도 받을 수 있다. 소량의 킬레이션 성분이 몸에 들어오지만 그 양과 작용은 본격적 킬레이션요법에 비하면 미미하므로, 우리 몸에 미치는 효과로는 훨씬 안전하다고 볼 수 있다.

혈액정화요법

혈액정화요법은 단백질로 이루어진 혈액 속 노폐물을 걸러준다는 방법으로, 이 과정에서 어느 정도 이화작용catabolism* 이 발생한다. 이 요법은 혈장교환술therapeutic plasma exchange을 응용한 것이다. 본래 혈장교환술은 급히 장기이식 등을 할 때 면역 거부반응을 예방하기 위해 면역반응을 일으키는 항체단백질 IgMimmunoglobulin M을 제

---

* 신체가 에너지를 만들기 위해 복잡한 분자를 단순한 화합물로 분해하는 과정을 말한다. 근육단백질을 녹여 포도당을 만들어 에너지원으로 태우는 것이 대표적인 예다.

거할 때 사용된다. 한마디로 말해서 빠르게 면역력을 떨어뜨리는 요법이다. 그렇기 때문에 이 혈장교환술을 응용한 혈액정화요법은 불필요한 단백질뿐만 아니라 항체단백질까지 걸러낼 위험성이 있어 도리어 면역력을 떨어뜨릴 수도 있다. 면역력이 비정상적으로 약해지면 온갖 감염병에 시달리기 쉽다.

이런 혈액정화요법이 항노화요법으로 사용된 계기가 무엇일까? 여러 단백질을 걸러내는 과정에서 일어나는 이화작용 덕분에 단식이나 절식을 한 효과가 발생할 가능성이 있기 때문일 것이다. 이를 제외하고서는 도저히 항노화와 연관을 지을 방법이 없다. 그런데 이렇게 복잡하고 위험하게 이화작용을 유도하느니 단식이나 절식을 하는 편이 훨씬 안전하고 유익하다.

식이조절보다 더 빠르고 쉬운 방법으로는 헌혈이 있다. 예를 들어 한 번에 30분 남짓한 시간이 걸리는 혈장헌혈을 반복적으로 하면 별다른 돈을 쓰지 않고도 혈액정화요법을 받을 때와 비슷한 결과를 얻을 수 있다(노화 방지를 위해서 혈장헌혈을 하라는 이야기로 오해하지 마라. 혈장헌혈을 단기간에 반복적으로 수행한 결과가 혈액정화요법과 메커니즘적으로 상당히 유사하다는 뜻이다). 혈액정화요법이 사람의 노화 표현형이나 노화와 연관된 생물학적 특징을 개선했다는 임상연구 결과는 보고된 바가 없다.

동물에게서 효과가 입증된 방법들

젊어서부터 실천할 수 있으며 효과가 있는 노화지연의 핵심 기전은 체내에 들어오는 에너지 과잉을 최소화하고 가속노화를 막는 것이다. 이 책 전반에서 이야기하는 삶의 방식을 조합해서 얻을 수 있는 수명 연장의 폭(최소한 12년 이상으로, 평균 기대수명이 80세 정도라고 생각하면 전체 수명의 15퍼센트 정도다)은 실험동물에서 화학적 노화지연을 통해 얻어내는 20~25퍼센트에 어느 정도 근접한다.

생활습관을 바로잡고 대사 과잉을 확실하게 평탄화하고 싶다면 당뇨약으로 널리 사용되는 메트포민metformin, 알파글루코시다제억제제, 면역억제제인 라파마이신rapamycin과 그 유사물질들을 사용해볼 수 있다. 다만 지금부터 설명하는 약제들을 젊은 성인에게 장기간 사용했을 때 어떤 이익과 위험성이 있는지는 아직 충분히 알려지지 않았다. 노화역전을 만들어낼 약제들도 활발하게 개발되고 있지만 아직까지는 사람을 대상으로 사용할 만큼 효용을 보인 것은 없다. 하지만 장기적으로는 노화를 질병으로 간주하고 노화속도를 늦추기 위해 이와 같은 약제들을 점차 젊은 성인을 대상으로 사용할 가능성이 있다. 이제부터는 동물실험에서 기전과 효과가 어느 정도 확인된 몇몇 약제들을 간략히 살펴본다.*

---

* 사람에게는 생물학적 노화를 개선하고 수명을 연장하는 실험을 하기가 아주 까다롭다. 관찰기간이 몹시 길어야 하는데, 그 기간 동안 연구가 지속될 가능성이 낮기 때문이다. 수명 연장의 증거들이 아직까지 동물실험에 한해서만 쌓여 있는 이유다. 하지만 비교적 짧은 기간 동안의 연구는 가능한데, 여기에서 다루

메트포민

메트포민은 다양한 기전을 통해 노화의 생물학적 특징들이 발생하는 것을 지연시킨다. 오랫동안 알려진 메트포민의 핵심 기전은 간에서 포도당이 새로 생성되는 것을 억제해 전체적으로 혈당을 낮추는 것이다. AMPK adenosine 5-monophosphate-activated protein kinase 라는 효소를 활성화시켜, 세포가 느끼는 몸의 전체적인 에너지 수준을 낮추고 근육이 혈관에 있는 포도당을 잘 흡수하게 해준다. 전체적으로 인슐린저항성을 개선하며 미세하게 식욕도 떨어뜨린다. 절식을 할 때 활성화되는 노화지연 유전자인 SIRT1 sirtuin1 을 자극하고 몸의 염증물질을 감소시키기도 한다. 생쥐를 대상으로 한 실험에서는 4~6퍼센트 정도의 수명 연장 효과가 있었다.* 또한 50년 이상 당뇨병의 1차 치료제로 사용될 정도로 비교적 안전하기 때문에 사람을 대상으로 한 임상연구인 TAME targeting aging with metformin 이 진행되고 있다.

알파글루코시다제억제제

알파글루코시다제억제제는 탄수화물의 흡수 속도를 늦춘다. 우리가 섭취한 탄수화물은 알파글루코시다제라는 효소가 단당류의 형

는 물질들은 적어도 이러한 짧은 기간 동안의 연구에서 나온 간접적 증거를 확보한 것들이다.

* 연구마다 차이가 있는데, 미국 국립 노화 연구소NIA의 노화지연 효과 검증 프로젝트인 ITP The Interventions Testing Program에서는 메트포민이 생쥐에서 수명 연장 효과를 보이는 데에 실패했다는 점도 주지할 필요가 있다.

태로 완전히 분해해서 체내에 흡수된다. 이 약은 소장에서 밥, 밀가루 등 녹말이나 설탕을 포함한 이당류가 단당류로 쪼개지는 과정을 억제한다. 그 결과 탄수화물 섭취에 따른 인슐린 분비가 줄어들며 대사이상과 만성염증을 예방하는 효과가 있고 장내 마이크로바이옴microbiome도 유익하게 변화시킨다. 생쥐를 대상으로 한 실험에서 5~11퍼센트 정도의 수명 연장 효과를 보였다. 사람에게서는 노화지연 효과가 아직 충분히 연구되지 않았지만 절식과 유사한 효과를 낼 수 있는 비교적 안전한 약이다. 임상에서는 메트포민과 함께 당뇨 전 단계의 환자들에게 당뇨병 발병을 예방하기 위해 처방되고 있다.

라파마이신과 유사물질

라파마이신이나 이와 유사한 화학물질들은 mTOR mammalian target of rapamycin를 억제한다. mTOR는 유전자 발현과 단백질 생산을 연계하는 과정을 조절한다. 세포의 성장, 노화와 연관된 여러 대사 변화, 염증 반응 등 무척 다양한 생물학적 활동을 조절하는 세포 내의 다기능 가속페달이다. mTOR 활동을 억제하면 우리 몸이 경험하는 대사속도가 전반적으로 느려지고 노화와 관련된 다양한 생물학적 기전이 억제된다. 노화시계가 천천히 움직이게 만들어주는 것이다. 생쥐를 대상으로 한 실험에서도 10~15퍼센트 정도의 수명 연장 효과를 보였다. 아직까지 사람에게서는 노화지연 효과가 충분히 연구되지 않았음에도 해외에서는 소량의 라파마이신을 간헐적으로 섭취하는 사람들이 늘고 있다. 그러나 라파마이신은 면역력을 떨어뜨릴 수 있으며 장기간 복용하는 경우에 인슐린 저항성을 악화시키는 경우가 있어서, 성급하게 복용하는 것은 주의해야 한다.

SGLT2억제제

SGLT2억제제sodium glucose co-transporter 2 inhibitor는 콩팥에서 인위적으로 소금과 포도당을 소변으로 내보내는 당뇨병치료제다. 하루에 최대 500칼로리 정도의 열량을 소변으로 배출하며 절식과 유사한 효과를 나타낸다. 염분이 높고 정제된 탄수화물을 많이 섭취하며 대사 과잉에 시달리는 가속노화 생활습관의 파급효과를 조금은 덜어줄 수 있을 것으로 생각된다. 생쥐를 대상으로 한 실험에서는 10~15퍼센트 정도 수명 연장 효과를 보였다. 서구의 비만 인구집단에서는 당뇨병뿐만 아니라 심혈관계를 비롯한 여러 장기의 급성, 만성질환 악화를 예방하는 효과가 폭넓게 입증되고 있어 이 약을 복용하는 사람들은 앞으로 계속 늘어날 가능성이 높다.

GIP/GLP-1수용체 자극제

이 계열의 약제들은 음식이 소화되는 속도를 늦추고 혈당을 높이는 글루카곤glucagon의 분비를 억제한다. GIP glucose-dependent insulinotropic peptide/GLP-1 glucagon-like peptide-1은 내인성 인슐린 분비를 자극해서 혈당을 낮추기도 한다. 또한 뇌에서 식욕을 강력히 억제하며 지방조직의 대사기능을 정상화한다. 아직까지 수명 연장 효과는 알려지지 않았지만 비만 환자를 대상으로 한 임상연구에서 무려 체중이 20퍼센트 가까이 감소되는 결과가 나왔다. 가속노화 생활습관으로 생긴 대사질환을 빠르게 개선하고 정상적인 대사체계를 되찾기 위한 방안으로 광범위하게 사용될 가능성이 있다.

이러한 약들은 생활습관 개선으로 인한 노화지연 효과를 보완하거나 이미 발생하기 시작한 가속노화의 결과를 되돌리기 위해 의사의 처방을 받아 사용할 수 있다. 다만 약의 도움을 받는다 해도 4M을 아우르는 생활습관을 바로잡는 노력이 동반되지 않으면 그저 증상을 일시적으로 조절하는 것에 불과할 수 있다. 약으로만 살을 빼면 약을 끊고 대부분 다시 살이 찐다. 또한 약만 복용하면서 노화를 유의미하게 지연시키려면 수십 년은 치료를 지속해야 한다는 사실도 생각해야 한다. 결국 약에 의존하기보다는 4M에 기반해서 삶에 가속노화 자체가 스며들 여지를 줄이는 것이 가장 효과적인 항노화요법이다.

5부

지혜롭게 나이 들기 위한 덜어내기의 기술

_노화의 속도를 늦추는 네 번째 기둥,
나에게 중요한 것

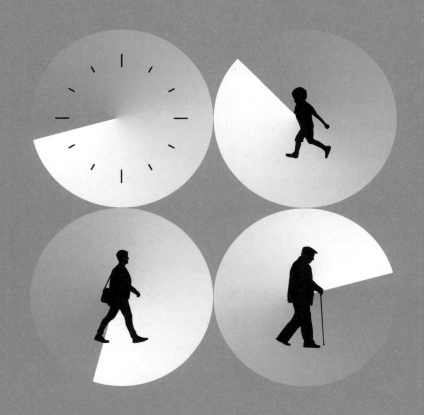

내재역량을 관리하면
인생이 관리된다

4M에 관한 계획과 목표 설정에서 가장 중요한 역할을 하는 도메인이 '나에게 중요한 것'이다. 이동성, 마음건강, 건강과 질병, 이 세 도메인을 아우를 뿐 아니라, 자신이 처한 상황과 지향하는 목표에 따라서 각각의 도메인을 어떻게 조율해야 할지도 달라지기 때문이다. 예를 들면 어떤 질병의 치료계획을 세울 때 일상생활 수행능력의 보존 또는 삶의 질과 기대 생존기간이 부딪치는 경우가 있다. 이런 상황에서 의료진과 환자가 치료 방향을 결정하는 기준은 환자와 환자 가족이 생각하는 삶의 지향점이다. 지금까지 반복해서 다룬 가속노화에 빠진 삶의 방식을 선택하는 것은 '당장은 편하지만 장기적으로 더 고통스러운 삶'과 '당장은 불편하지만 장기적으로 더 평온하고 덜 고통스러운 삶'이라는 두 가지 중 전자의 가치를 보다 높게 평가하는 판단이다. '나에게 중요한 것'에 대해 생각해보

는 것은 앞으로의 삶의 방식이나 우선순위 등을 전체적으로 조망해보는 기회라고 할 수 있다.

노후에 믿고 의지할 것은 내재역량뿐

많은 사람이 형식적이고 물리적인 기준으로 삶을 계획한다. 몇 살에 집을 사고 언제까지는 어느 정도의 돈을 모으며 나중에는 무슨 차를 사고 몇 살에는 은퇴를 하겠다는 식이다. 하지만 공부를 하다가 취직하고 은퇴하는 삶의 형태가 이제는 모든 사람에게 일률적으로 적용되지는 않기 때문에 이처럼 단순하게 목표를 설정하는 것은 더 이상 유효하지 않다. 우리의 생애주기는 100년 또는 그 이상으로 길어졌고 사회는 끊임없이 변화한다. 따라서 우리 삶을 지탱하는 여러 가지 역량의 포트폴리오를 유동적으로 운용할 필요성이 점차 커지고 있다. 경제활동에서 완전히 은퇴하는 것은 상상하기 어렵고 주변 사람에게 신체적으로 돌봄을 받는 것도 더욱 어려워질 것이기 때문이다.

한국은 지난 50년 동안 경제규모가 매우 빠르게 확장됐고 아주 최근에서야 선진국 수준에 가깝게 사회복지체계가 갖춰졌다. 선진국에 준하는 소득수준에 이른 것도 불과 지난 10년여 동안의 일이다. 그동안 기대수명이 길어진 한국 사람들이 이전소득만으로 노후를 유지하는 것은 쉽지 않음을 짐작할 수 있다. 연금, 조세제도

그림 25 | 한국에서 같은 기대여명(15년)에 도달하는 연령은 그동안 빠르게 늦춰졌다.

와 그 밖의 현금성 사회보장 수혜금이 포함된 범사회적 공적이전소 득을 안정적으로 운용하기 위해서는 국가 전체 경제규모의 시간적 변동이 완만해야 하고 동시에 연령별 인구도 고르게 분포해야 한 다. 이 모든 조건이 갖춰진 상황에서 사회보장제도가 굴러가고 있 는 것은 서유럽, 북유럽 등 일부 선진국에 불과하다. 그렇다 보니 한국의 실질 은퇴 연령은 72.3세(2018년 기준, 남성)로 현재 OECD 국가 중 1위다. 통계청 발표에 따르면 70세의 경제활동 참여율은 2010년에는 38퍼센트, 2021년에는 44퍼센트로 증가하는 추세다.

1952년에 프랑스에 사는 30세 여성은 44.7년을 더 살 수 있었 고 2005년에 프랑스에 사는 40세 여성 역시 44.7년을 더 살 것으 로 예상되었다. 지난 50년 동안 현대인은 건강하고 젊게 살 수 있 는 10년을 더 얻게 되었다는 이야기다. 또한 현재 한국의 60대는 과거의 50대만큼 건강하며 사회적 활력도 유지하고 있다. 이처럼 '40이 새로운 30'이라는 이야기와 50~60대는 신新중년이라는 이야기는 우리의 삶이 헬스용 고무밴드를 늘이는 것처럼 오른쪽으로 더 길어지고 있음을 뜻한다(그림 25). 전 인류의 기대수명이 꾸준히 증가했고 건강수명도 늘어나면서 개인의 생애주기 자체가 길어지고 있는 것이다.

사회적으로는 점점 교육기관을 졸업하는 연령, 안정된 직장에 자리 잡는 연령, 첫 결혼 연령, 자신의 집을 소유하게 되는 연령 등이 모두 늦춰지고 있다. 65~70세에 해당하는 인구집단은 생물학적, 의학적뿐만 아니라 사회적으로도 점차 젊은 성인과 차이가 없어진다. 사람들이 생각하는 노인의 기준연령도 높아지고 있다. 보건복지부에서 실시한 2020년 노인실태조사에 따르면 조사대상의 대다수인 74.1퍼센트는 노인 기준연령을 70세 이상으로 생각한다. 이런 현상들을 모두 고려하면 노인을 65세 이후로 정의하고는 그 나이가 넘어서도 일을 하면 궁핍에 겨워 노역을 하는 것처럼 이야기하는 것은 부당하다. 만약 이 기준을 다른 연령에도 동일하게 적용하면 청년이 취업하는 것도 궁핍에 겨워 노역을 하는 것으로 봐야 한다.

반면 한국의 인구피라미드는 아래쪽이 점점 좁아지고 있다. 이러한 인구구조를 토대로 예상해보면 젊은 성인이 노년 인구를 부양하는 현재까지의 모델은 20년 이내에 없어질 것으로 보인다. 인플레이션은 일어나지 않으면서 자산시장의 순수한 고성장이 유지된다면 모르겠지만(많은 연금체계가 가정하고 있는 이런 조건은 애초에 장기적으로 유지되기 어렵다), 현재의 20~30대는 미래에 공적이전소득으로 유의미한 혜택을 받을 수 있다는 기대를 애초에 하지 않는 것이 바람직하다. 특히 본격적으로 치르게 될 기후충격에 따른 비용이 2020년대부터 눈덩이처럼 불어난다고 예상하면, 2040년대의 정부가 2050년대에 노년기로 접어드는 현재의 젊은 세대에게 해줄 수 있는 것은 별로 없을 가능성이 높다. 그렇다고 젊을 때 사적 연금에 돈을 많이 납입한다고 해서 이 문제가 해결될 것 같지도 않다. 연금 같은 금융상품들은 대부분 주식과 채권에 일정 비율로 돈을 넣어놓고 수익을 올리는 방식으로 설계된다. 그런데 이러한 수익창출모델에는 앞으로도 수십 년 동안 세계 경제가 별다른 충격 없이 그대로 유지된다는 전제가 필요하기 때문이다.

돌봄은 어떨까? 2022년을 기준으로 80~89세 인구(190만 명)와 90세 이상 인구(28만 명)에 발생한 노쇠와 질병, 장애를 돌보는 연령층은 주로 50~59세(850만 명)와 60~69세(720만 명)다. 이 연령대 모두 대가족이 평균적 가족 형태이던 시절의 부모 자식 세대인데도 현재 간병과 관련된 돌봄 인력 문제가 발생하고 있다. 60년 뒤를 그려보면 상황은 더욱 심각하다. 지금의 20~29세 인구(670만 명)는 대부분 80대까지 생존할 것이고 이들이 공적, 상업적 돌봄서비스에 의지한다면 그 서비스를 물리적으로 제공할 핵심 연령층은 지금의 0~9세 인구(360만 명)가 된다. 그야말로 '각'이 나오지 않는 상황이다. 노인장기요양보험 등에 기반한 공적 돌봄서비스가 현재 모습 그대로 유지된다고 기대하기는 어렵다. 대규모 이민을 받아들이는 등의 대책을 마련해서라도 근본적으로 인구피라미드 구조를 바꾸지 않는다면 상업적인 돌봄서비스 역시 유복한 계층의 전유물이 될 가능성이 높다. 상대적으로 젊어서 몸을 써서 일할 수 있는 사람들이 줄어들 미래에는 돈을 내고 다른 사람의 신체기능과 인지기능을 사용하는 것, 즉 요양보호사를 사용하는 것 자체가 굉장한 사치가 된다는 의미다.

결론적으로 현재 20~40대가 믿고 의지할 것은 40~50년 후에도 잘 작동하는 스스로의 내재역량밖에는 없다. 질병과 노쇠 때문에 돌봄이 필요해지는 기간을 되도록 단축하려면 젊을 때부터 4M 도메인의 상태를 건강하게 준비해야 한다.

사회적 고립을 막는 '내재역량의 균형'

독립적인 일상생활을 유지하기 위해서는 내재역량의 균형이 필요하다. 이동성, 마음건강, 건강과 질병 도메인 중 한 가지라도 극단적으로 훼손되면, 그 결과는 전신이 마비되는 것과 마찬가지다. 에이브러햄 해럴드 매슬로우Abraham Harold Maslow의 욕구단계론theory of need hierarchy에서는 인간의 욕구를 생리적 욕구, 안전의 욕구, 사회적 욕구, 자기존중의 욕구와 자아실현의 욕구로 제시한다. 이 가운데 가장 기본적인 욕구인 생리적 욕구와 안전의 욕구를 유지하기 위해서 필요한 것이 이 세 가지 도메인의 건강이다. 독립적으로 대소변을 가리거나 스스로 씻고 식사를 준비하거나 집 안을 청소하는 등 일상생활 능력을 유지하기 위한 필수적인 역량이다.

하지만 사람이 사회와 상호작용을 하고 고차원적 욕구가 충족된 생활을 유지하려면 이 세 가지 도메인만으로는 충분하지 않다. 먼저 스마트폰을 사용하는 능력처럼 변화하는 세상에 적응하고 사람들과 의사소통하는 능력이 필요하다. 매슬로우의 5단계 욕구 중 상위 욕구에 해당하는 자기존중과 자아실현의 욕구를 충족하기 위해서 직업과 취미 등의 역량도 필요하다. 또한 갈수록 변화하는 가치와 그에 따라 다양한 역량을 요구하는 사회에 적응하려면 소득원과 역량의 비중을 조정해야 한다. 코로나19의 유행과 사회의 대응 양상에 따라 비대면, 대면 산업과 관련된 일자리의 수요가 빠르게 변하면서 산업과 노동의 사회적 구성 비율도 달라지고 있다. 산업화를 거치며 전화교환원과 식자공이 서서히 사라져간 사례는 이제 진부하게 느껴질 정도다. 고등학교, 대학교 때 찾은 적성을 바탕으로 결정한 직업은 돈을 버는 수단인 '워킹'이 되고 나머지 삶은 '라이프'가 되어 일과 삶의 균형을 유지한다는 생각(워라밸)조차 의미가 없어지고 있다.

몰입할 수 있는 일의 기량을 꾸준히 배양해서 사회적으로 인정받으면 그것이 주수입원이 되는 시대가 도래했다. 그래서 내가 몰입할 수 있는 일이 직업도 된다면 업무 자체에서 보상감과 성취감을 느끼는 선순환이 발생해 자연스럽게 뛰어난 자질을 갖추게 된다. 반면에 일과 잘하는 것, 즐거운 것을 합치시키려고 끊임없이 노력하지 않으면 직장에서 보내는 시간은 점차 고통과 스트레스로 채워진다. 이 스트레스는 마음건강, 건강과 질병 도메인의 내재역량을 갉아먹는다.*

사회경제적으로 내재역량을 초과하는 스트레스 상황에서 매슬로우의 5단계 욕구가 제대로 충족되지 못하는 상황과 자본주의 사회의 구조적인 문제가 더해지면 사람은 가속노화 사이클에 빠져들기 쉽다. 그로 인해 사망에 이르는 과정에는 마약, 음주, 자살 등 다양한 요인들이 영향을 끼치지만 근본적으로 여러 가지 사회적 요인이 사망을 앞당기는 상황을 경제학자 앵거스 스튜어트 디턴 Angus Stewart Deaton은 절망사deaths of despair라고 했다. 결국 '나에게 중요한 것' 도메인에 균열이 생기면 나머지 도메인들도 서서히 무너질 가능성이 높은 것이다.

지속 가능한 노년생활의 포트폴리오

자연스러운 식사와 충분한 수면, 꾸준한 운동을 통해 정신력과 체력, 마음챙김을 건강한 상태로 유지하고 정상적으로 작동하는 머

---

* 노동을 점차 파편화하고 노동을 통해 몰입이나 성취감을 경험하기 어렵게 만드는 지금의 사회구조에도 문제가 있다. 지금의 사회 변화에 적응하지 못한 대다수는 강제적인 프레카리아트precariat(불안정한 고용, 노동 상황에 놓인 비정규직, 파견직, 실업자, 노숙자들을 총칭)로 전락하고 있는 것이 현실이다. 이 책이 다루는 범위를 넘어서는 것이지만, 생애주기 동안 역량 포트폴리오를 재조정해서 성인기에도 생계유지에 큰 어려움 없이 자신의 역량을 탐색하고 증진하도록 하는 사회적 안전망은 사회 구성원의 가속노화를 예방하기 위해 더없이 중요하다. 같은 맥락으로 나는 《지속가능한 나이듦》에서 양질의 거주환경과 대중교통을 보다 적극적으로 공급하는 것이 사회 구성원의 불안, 스트레스와 분노를 낮추고 역량 포트폴리오를 증진하는 데 유효하다고 주장했다.

릿속의 보상체계와 몰입력을 갖춘 상태라면, 나이는 숫자에 불과하다. 나 역시 이러한 도메인들의 위력을 직접 경험했다. 한참 호른 연주에 빠져 있을 적에 더 잘하기 위해 연습시간을 무턱대고 늘리던 때가 있었다. 업무시간 외의 시간을 확보하려다 보니 자는 시간을 줄이고 운동시간도 빼내고 끼니도 거르며 연습시간을 마련했다. 지금 돌아보면 무척 어리석은 판단이었다. 매일 연습했지만 연주의 질은 전혀 나아지지 않았다. 연습을 하면 할수록 소리는 더욱 거칠어졌고 실수는 늘었다. 오기가 생겨서 연습량을 매일매일 더 늘리는 최악의 선택을 하고 말았다.

몇 개월 동안 이러한 교착상태에 빠져 있다가 노르웨이 음악원의 호른 연주자 율리우스 프라네비키우스Julius Pranevičius의 글을 읽고 생각을 바꿨다. 그는 호른 연주자가 되려면 악기 연주를 연습하는 것도 중요하지만 먼저 건강한 사람이 되어야 한다고 했다. 스트레칭과 명상, 요가, 알렉산더테크닉을 연습하고 수영과 조깅 등의 운동을 하며 무엇보다 잘 먹고 잘 자야 한다고 역설했다. 프라네비키우스는 4M의 도메인들이 상호작용을 통해 만드는 선순환을 알았던 것이다. 그의 조언을 따라 4M 도메인을 점검했고 연습시간은 줄이는 대신 나머지 도메인에 시간을 더 할애했다. 이후 몇 달에 걸쳐 소리는 제자리를 찾아갔다.

배움 자체도 마찬가지다. 학습의 효율성을 높이기 위해 연구자가 정리한 지식의 요약본 또는 그중에서도 핵심만 모은 것을 시험에 대비해서 외우기만 하는 것이 현실이다. 이렇게 공부하면 시험성적을 향상시키는 데는 효과적일 수 있으나 지금까지 사람들이 어떻게 학문의 전선을 넓혀왔는지를 알기는 어렵다. 반대로 번거롭더라도 꾸준히 근본적인 사실관계와 전문가들의 사고과정을 따라가는 연습을 하면 전체적이고 통합적인 생각의 틀을 만들 수 있다. 또한 학문적 지식이 형성되는 과정에 토대가 되었던 사람들의 사고방식을 이해할 수 있다. 저명한 투자자 찰스 토머스 멍거Charles Thomas Munger는 다양한 전문 분야의 지식을 끊임없이 공부하면서 머릿속에 생각의 격자latticework를 만드는 것이 세상을 이해하고 보다 나은 의사결정을 내리는 데 필요하다고 했다. 예를 들어 연관성이 별로 없는 A, B, C 세 가지 학문 분야가 있다고 가정해보자. A분야의 어떤 질문에 대해서 좁고 깊게 반복해서 고민하기보다 B, C 분야에서는 비슷한 현상에 대해 어떻게 생각하는지를 이해하면 A 분야를 보다 새롭고 깊이 이해할 수 있다. 이러한 방식으로 지식과 사고의 네트워크를 만드는 과정을 무한히 반복하는 것이 제대로 된 공부라고 생각한다.

격자를 구성하는 공부체계를 만들지 않으면 본인이 직접 배우고 경험한 것만 아는 화석형 전문가가 된다. 화석형 전문가의 특성이 무조건 나쁜 것은 아니다. 공예나 예술, 순수과학 등 90의 완벽성을 99, 99.9, 99.99로 담금질하기 위해 평생 노력해야 하는 분야의 전문가는 무척 좁은 범위에서 능력을 최대한 발휘해야 한다. 하지만 이런 분야에서조차 다른 분야의 지혜가 필요할 수 있다. 전문성을 현실의 다양한 상황에 응용하거나, 문제의 해결방안을 도모하는 과정은 광범위하게 연결된 격자들의 도움이 필요하기 때문이다.

실용 영역에 종사하는 많은 사람이 화석형 전문가로 전락하면 두 가지 비극이 발생한다. 첫째는 개인적 비극이다. 사회와 환경은 변화하는데 자신이 보유한 부가가치는 더 이상 유효하지 않으면 새로운 환경에 적응하지 못한다. 삶을 살아가는 데 필요한 여러 가지 크고 작은 기능들을 갖추지 못하는 상황도 생긴다. 워드프로세서를 전혀 사용하지 못한다는 일본의 고위 관료들이 그 예다. 둘째는 사회적 비극이다. 잘못된 피드백으로 많은 사람이 피해를 입는다. 화석형 전문가는 우물 안 개구리의 시각으로 세상을 바라보기 때문이다. 융합연구를 하더라도 다양한 분야의 화석형 전문가들이 모여 앉아 있다면 의미 있는 시너지를 만들어내지 못한다. 그래서 직업 현장에서는 업무영역이 아무리 전문적일지라도 그 일을 하는 개개인은 스스로 제너럴리스트적 자질을 보유해야 한다고 생각한다.

이렇게 거대한 격자를 형성하는 역량 포트폴리오를 지속적으로 유지하고 보수하는 능력은 끊임없는 읽기와 생각하기, 쓰기를 통해 갖출 수 있다. 영상이나 사진, 짧은 글이 주는 인공적인 자극원에 반복적으로 노출되는 현재의 미디어 환경에서 이 능력들을 살리기 위해서는 특별한 규율과 노력이 필요하다. 술이나 당분, 담배를 끊을 때와 마찬가지로 심리적, 신체적으로 어떤 상태일 때 스마트폰이 주는 싸구려 자극원에 탐닉하는지 스스로 분석해보고 그러한 상황이 되면 마음챙김이나 책으로 우회할 습관 통로를 만드는 것이 좋다. 각종 알림을 끄고 책이나 머릿속 생각에 집중할 시간을 30분에서 1시간 단위로 달력 앱에 표시하고 이 시간에는 약속이나 다른 일정을 잡지 않는 방법도 있다.

무엇이든 배우고 공부할 수 있는 능력은 변화하는 세상에서 미래를 살아가기 위한 생존기술이자 내재역량의 밑거름이 된다. 만약 선천적 자질을 타고났더라도 일정 수준에 도달해서 부가가치를 만들어내려면 지속적인 훈련시간이 상당히 필요하다. 글쓰기든 악기 연주든 관심이 취미를 넘어 경력이 되려면 다음의 결괏값이 일정 수준을 넘어야 한다.

투입한 시간×몰입 정도(시간 밀도)×습득 능력(인지기능)

이 때문에 새로운 능력을 습득하는 여정은 잠재력만을 보고 아직 충분히 검증되지 않은 스타트업이나 기업의 주식에 장기투자하는 것과도 비슷하다. 초기에 투입한 노력이나 시간이 눈에 보이는 결과물로 나타나기까지는 상당한 기다림의 시간이 필요하기 때문이다. 하지만 새로운 것을 배우고 기량을 갈고닦는 습관과 체계를 유지하면 나이나 바쁜 정도와 무관하게 능력의 포트폴리오는 두텁게 만들 수 있다. 자산 포트폴리오의 작은 일부를 잠재력이 높은 작은 회사에 투자하는 것처럼, 일주일에 2~3시간 정도는 새로운 능력을 습득하기 위해 노력해봐도 좋다는 의미다.

이러한 방식으로 역량을 관리하다 보면 몰입하고 싶은 것, 잘하

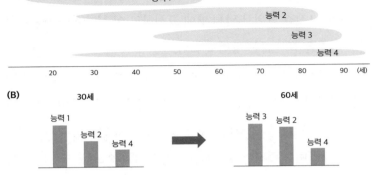

그림 26 | 생애주기에 걸쳐서 역량 포트폴리오는 자산의 비중 조절과 비슷한 방식으로 조정할 수 있다.

는 것, 경제적 보상을 얻을 수 있는 것들의 순서가 조금씩 바뀔 것이다. 자산을 관리하듯이 자신의 능력들을 확인하고 우선순위를 조정하다 보면 점진적으로 본업, 부업과 취미가 바뀔 수 있다(그림 26). 몰입하고 싶으면서 잘할 수 있는 영역에서 경제적 보상을 끌어낼 수도 있다. 사회경제적으로는 은퇴가 필요 없는 삶이지만 정신적으로는 은퇴한 것과 마찬가지로 충만하고 여유 있는 삶을 즐길 수 있게 된다. 굳이 파이어Financial Independence Retire Early, FIRE나 욜로You Only Live Once, YOLO처럼 삶의 한 극단을 선택하는 방식을 따르지 않아도 된다.

건고한 역량 포트폴리오는 더 고차원적인 욕구 충족으로 연결되기 때문에 보상회로는 부작용이 적으면서도 충분한 만족감을 얻을 수 있다. 건강한 보상회로와 고차원적 욕구 충족이 '나에게 중요한 것'의 중심을 잡아주면서 싸구려 자극원에 기댈 필요성이 사라지는 것이다. 이는 저절로 가속노화 요인들을 피하는 삶의 방식을 선택해서 도파민 분비 방식을 바로잡는 삶으로 이어진다. 내적 충만은 외적인 것을 비교하는 마음을 잠재워 쓸데없는 지출을 줄여준다. 결과적으로 더 적게 일해도 경제적으로는 더 풍요롭다. 이렇게 경제적, 시간적 여유가 생기면 스스로의 4M을 돌보는 데 더 많은 자원을 투자할 수 있는 선순환이 발생한다. 불편하고 번거로워 보이는 공부의 습관이 거대한 보상으로 돌아오는 기전이다. 점차 낙도樂道를 즐기는 삶이 완성되는 것이다.

인생에서 중요한 것만
남기는 힘

많은 사람이 현재 상황을 개선하고자 하는 의지는 어느 정도 갖고 있다. 세상에 매일같이 쏟아져나오는 건강과 자기계발에 관한 책과 영상만 봐도 이러한 욕구가 얼마나 흔한지 알 수 있다. 다만 이러한 책과 강의의 형식은 대개 비슷하다. 건강에 대해서는 무엇을 먹고 어떻게 운동하면 좋은지 알려주는 정보가 대부분이다. 자기계발에 대해서는 부와 행복을 갖는 데 필요한 규율이나 지름길을 알려주는 정보가 많다. 잘 팔리는 책과 강의는 더 부유하고 오래 살고자 하는 욕망을 자극한다. 이런 책과 강의를 접한 사람들은 생활습관 한두 가지를 바꾸려 시도해보지만 그 변화가 삶의 영역 전반에 파급되는 경우는 흔치 않다. 새해에는 무언가를 바꾸겠다고 결심해도 작심삼일에 그치는 경우가 대부분이다.

하지만 이렇게 어떤 습관을 만들거나 유지하지 못하는 것을 의

지력이 부족한 개인의 탓으로 볼 수 있을까? 탄수화물 섭취를 줄이라거나 스마트폰 사용에 따르는 도파민 분비를 줄이라거나 일찍 일어나서 열심히 살아보라고 충고하는 책들은 한 가지 습관만을 더 열심히 유지하라고 강조한다. 나는 그러한 주장에 동의하지 않는다. 4M을 이루는 모든 구성요소는 서로 강하게 영향을 주기 때문에 생활습관 개선을 방해하는 방치된 요소를 찾아내는 것이 더 중요하다고 생각한다. 여기까지 이 책을 읽은 독자라면 사례를 더 들지 않아도 충분히 납득할 것이다.

쓸모없는 것을 쓸모 있다고 우기는 소비자본주의

4M의 안정이 '나에게 중요한 것'으로 자리 잡기 어렵게 만드는 가장 강력한 요인 중 하나는 지금 세상이 돌아가는 원리인 소비자본주의다. 소비자본주의는 인간의 고통과 불행의 근원인 탐욕, 분노, 어리석음을 연료로 삼아 유지된다. 전 지구인을 여러 번 먹이고도 남을 열량이 정작 육류를 생산하는 데 사용되느라 기아문제가 사라지지 않는 것처럼, 사람들은 소비자본주의 때문에 인생의 목표를 잘못 설정하고 주어진 시간과 체력, 정신력을 잘못 분배해서 4M을 훼손한다.

탐욕, 분노, 어리석음은 비교하는 마음에서 시작된다. 진화론적 관점에서 비교를 잘하는 개체는 집단 내에서 교미의 확률을 높이고 공격당할 가능성을 낮춰 유전자를 후세에 잘 전달했을 가능성이 높다. 유인원이나 생쥐를 관찰한 연구를 통해 사람 외의 동물에게도 위계질서가 있다는 사실이 잘 알려져 있다. 생쥐는 물과 먹이가 충분하더라도 우리 안의 개체수가 너무 많아지면 싸움을 통해 서열을 가리는 등 공격적 행동이 심화된다.* 이는 집단 내의 스트레스가 높아지면 스스로의 위치를 확고히 하려는 행동의 일종이다.

카를 마르크스Karl Marx는 사물의 가치를 크게 사용가치value in use와 교환가치exchange value로 구분했다. 예를 들어 자동차의 사용가치는 사람과 짐을 싣고 일정한 거리를 이동할 수 있는 능력이다. 그 자동차와 다른 재화를 비교했을 때의 가치가 교환가치인데, 화폐경제 사회에서는 이 교환가치가 곧 해당 재화의 시장가치market value를 의미한다. 비교하는 마음은 점차 사물을 사용가치가 아닌 교환가치로 바라보게 한다. 교환가치의 핵심 매개물은 돈이다. 사람의 뇌는 이 매개물에 자극을 받아 도파민과 엔도르핀을 분비한다. 소비자본주의는 이러한 기전을 통해 사람들의 행동양식에 영향을 미친다. 사람의 본성을 이용해 필요 없는 것을 사고 싶게 만들고 필요 없는 활동을 하고 싶게 만든다. 그렇게 지갑을 열게 하는 수많은 기제들이 모이고 진화해서 지금의 세상을 만들었다.

소비자본주의의 정점에 있는 것이 바로 위치재positional goods다.

---

* 이런 싸움은 둘 중 하나가 죽을 때까지 이어지기도 한다. 그리고 이기더라도 큰 외상이나 죽음이라는 결말을 맞을 수 있다.

경제학자 소스타인 번드 베블런Thorstein Bund Veblen의 이름을 따서 베블런재Veblen goods라고도 한다. 위치재는 사물의 사회적인 가치 또는 상징적 가치가 사용가치를 압도해서, 그 사물을 소유함으로써 스스로의 위치를 과시하거나 자존감을 높이는 역할을 한다. 위치재는 사람들의 선호 정도와 직결되며 심지어 가격이 오를수록 수요가 늘어난다. 소비자본주의체제에서 사람들은 입고 꾸미고 먹고 즐기는 것으로 자신을 드러내려고 하며 사물의 상징적 가치는 사용가치를 압도한다. 철학자 장 보드리야르Jean Baudrillard는 다음과 같이 말했다.

"사물 자체가 주는 만족은 …… 잠재적인 대만족, 전면적인 풍부함, 혹은 결정적인 기적을 받은 자의 마지막 환희의 미리 예상된 반영에 불과한데, 이 환희에 대한 광적인 희망이 진부한 일상생활의 식량이 되고 있다."[*]

안타깝게도 스트레스가 많고 4M이 안정되지 않으면 위치재를 구입하거나 경험하고 싶어하는 사람들의 욕망이 커진다. 불평등이 심한 사회일수록 사람들이 명품 소비에 집착한다는 연구 결과가 있다. 이때의 소비 행위는 도파민 결핍을 일시적으로 채워준다.

---

[*] 장 보드리야르 지음, 이상률 옮김, 《소비의 사회Le société de Consommation》, 문예출판사, 1992.

게다가 디드로 효과Diderot effect* 때문에 한번 위치재에 지출하기 시작하면 전반적으로 지출이 많아진다. 개인적인 추측이지만 '소확행(작지만 확실한 행복)'이라는 신조어를 만들어낸 마케팅 전문가들은 지갑이 얇은 젊은이들에게서 일단 무엇이든 사게 만든 다음, 디드로 효과를 통해 가능한 한 소비가 중단되지 않고 계속 이어지게 하려는 의도가 있었을 것이다.

그 밖에도 사용가치와 교환가치, 사회적 가치가 전도되며 생긴 우스꽝스러운 결과를 쉽게 볼 수 있다. SUV는 본래 험지 주행을 위해 만들어져 무겁고 비싸고 탄소발자국도 많다. 그런데도 늘 교통정체를 겪으며 험한 길을 주행할 일도 없는 도시인들의 사회적 지위를 대변하는 도구로 사용된다. 어떤 사람은 멸종위기종의 가죽으로 만든 가방이나 의류로 자신의 부를 과시한다. 이러한 소비 형태를 4M 도메인에 대입해서 살펴보면 마음건강과 나에게 중요한 것이 모두 취약해져 있음을 알 수 있다. 그런데도 소비자본주의는 위치재를 가지면 행복해질 수 있다며 사람들에게 소비를 부추긴다. 인류 전체에 대한 이런 가스라이팅gaslighting은 전 세계의 중산층이 끊임없이 위치재에 지갑을 열 정도로 잘 작동한다. 위치재 산업의 집합체라할 수 있는 세계 최대 명품 브랜드 그룹 모엣헤네시·루이비통Moët Hennessy·Louis Vuitton S. A., LVMH 그룹의 매출은 지난

---

* 철학자 드니 디드로Denis Diderot의 이름을 딴 것인데, 〈나의 오래된 가운을 버림으로 인한 후회Regrets sur ma vieille robe de chambre〉라는 에세이에서 유래했다. 그는 친구에게 아름다운 붉은 겉옷을 선물받자 그에 어울리는 책상을 구입하고 점차 모든 가구를 붉은 겉옷에 어울리게 바꿨다.

10년 동안 거의 세 배로 증가했다.*

나에게 중요한 것은 무엇인가?

SNS는 교환가치와 사회적 가치에 대한 집착과 번뇌를 강화한다. 보드리야르는 "사람들이 자유롭게, 자신이 원하는 대로 개성적인 행위를 하지만 이것이 사실은 차이에 대한 강요와 복종이라고 생각하지 못한다"**라고 했다. 사람들은 자기가 개성적인 소비자라고 생각하지만 실제로는 사회적으로 학습된 자신의 준거집단에 적합하다고 생각하는 소비행위를 한다. 이 모든 것은 개인적 자원 배분의 불균형을 초래하는 방향으로 작동한다. 필요 없는 지출 탓에 스스로 궁핍해진다. 이 때문에 돈을 더 많이 빨리 벌고 싶다고 생각하면 스트레스호르몬이 분비된다. 부적절한 목표를 설정함으로써 과로할 가능성을 높일 뿐만 아니라 애초에 발생하지 말았어야 할 스트레스 상황 자체가 4M을 불안정하게 만든다. 이 모든 것은 가속노화 생활습관에 연료를 제공한다. 결국 자극적 소비를 통해 갈증을 해소하는 것은 목이 마르다고 바닷물을 마시는 것과 같다.

SNS는 경험과 시간도 위치재로 만든다. 더 비용이 많이 들고

---

* 2011년 236억 5,900만 유로에서 2021년 642억 1,500만 유로로 증가했다.
** 장 보드리야르, 같은 책.

이국적이며 탄소배출이 많은 활동이 멋지다고 여긴다. 여행산업과 미디어에서 보여주는 휴가의 모습은 휴가를 얼마나 멋지게 보내는지 SNS에 과시하거나 주변 사람들과 서로 다녀온 여행지를 비교하게 만든다. 위치재를 소유하려는 사람들의 심리가 건강과 정서에는 그다지 도움이 되지 않는 과잉 여행으로 파급되는 것이다. 그렇게 떠난 여행지에서조차 손에서 스마트폰을 놓지 않는다. 결국 소중한 가족과 함께 시간을 보내겠다는 의도로 알차고 보람 있는 휴가를 계획했지만 역설적으로 기력이 소진되고 피로만 남는다. 소비자본주의는 이렇게 삶의 경험을 소비재로 만든다. 그 결과로 마음챙김, 운동, 책 읽기, 생각하기에 쓸 여력이 남지 않는다.

먹고 마시는 것을 다른 사람과 비교하려는 사람의 본성도 생각해봐야 한다. 만들 때 많은 노력이 들거나 재료가 희귀해서 비싸고 비싸니까 선호되는 음식들이 있다. 마블링이 많은 소고기, 푸아그라, 고가의 와인과 위스키 등이다. 농경사회가 시작된 이래 소고기는 지위가 높은 사람만이 즐길 수 있었다. 인류의 애착 덕분에 소고기는 고대부터 중세, 근대를 아우르는 문명의 긴 역사에서 위치재가 되었다. 물은 괴이함의 극단에 있다. 서울 뚝섬에 있는 수도박물관에 가면 350밀리리터에 0.13원인 서울의 수돗물 아리수와 시중에 판매되는 수많은 생수들을 비교해서 전시하는데, 가장 비싼 것은 한 병에 만 원을 넘는다. 비싼 이유는 그저 더 멀리서 배나 비행기로 싣고 와야 하며 유통구조가 복잡하기 때문인데 사람들은 어쨌든 비싸니까 고급이라고 생각한다.

가성비의 전제에 대해서도 생각해보자. 사람들은 같은 값이면 최대한 많이 누리고 싶어한다. 정가가 10만 원인 물건을 3만 원에 구입하면 심리적으로 보상감을 느낀다. 면밀하게 검색해보고 일정을 계획해서 비행기표를 매우 싸게 구입하면 성취감을 느끼기도 한다. 하지만 그 물건과 여행이 애초에 정말 필요했을까? 더 많이 갖고 채우고 즐기고 싶다는 생각은, 곧 최대한 많은 양의 옷감, 동물의 사체, 석유, 산업금속 등이 우리의 손을 거쳐 쓰레기가 되기를 바라는 것과 마찬가지가 아닐까?

아무리 많은 재화를 소유해도 인간의 도파민 분비 체계를 완전히 충족시킬 수는 없다. 또한 소비자본주의의 연료로 활활 타오르는 욕망을 한두 가지 생활습관을 교정해서 가라앉혀보려고 시도하는 것은, 장구벌레로 그득한 연못 옆에서 파리채를 들고 모기를 잡으려는 노력과 마찬가지다. 당신에게 부족한 것은 재화가 아니라 4M의 요소들에 대한 돌봄이다. 4M이 충만하며 특히 마음챙김이 잘된 상태에서는 자아의식과 몸, 마음을 재구성해서 들여다볼 수 있게 된다. 돈, 물건, 유명세, 인기 같은 자아에 집착하는 마음을 깨닫는 것이다. 그래야 자신이 돈, 물질적 소유 같은 영원히 채워질 수 없는 자아의 갈증을 채우기 위해 몸과 마음 그리고 다른 사람과 세상을 모두 학대하고 있었다는 사실을 자각할 수 있다.

재화의 가치 재평가하기

재화를 구입하거나 경험하려면 해당 재화의 사용가치, 교환가치와 사회적 가치를 살피는 능력을 길러야 한다. 물건을 왜 구입하려고 하는지, 그것이 왜 필요한지 분석하는 연습을 반복하면 그렇게도 사고 싶던 물건이 그다지 필요하지 않은 것임을 깨달을 수 있다. 당분이나 술이 당길 때의 내적 욕구를 갈증, 스트레스, 배고픔, 피곤 등으로 분석해보는 것과 마찬가지로 소비 욕구를 신체적, 감정적 요인으로 나누어보는 것도 좋은 방법이다.

　재화의 사용가치를 평가할 때는 그 사용가치가 의미 있게 지속될 가능성이 높은지도 고려해야 한다. 위치재는 유지와 보수에 터무니없는 비용을 들여야 하는 경우가 많다. 이와 관련해서 계획적 구식화planned obsolescene에 대해서도 알아보자. 계획적 구식화란 새로운 모델을 발표하면서 물리적으로는 사용가치가 있는 기존 모델의 가치를 떨어뜨리는 경영, 마케팅 기법을 의미한다. 그런데 현대에 이르러서는 기존 제품의 매력을 떨어뜨리는 것을 넘어서 수리할 수 없게 패키징하거나 소프트웨어적, 하드웨어적 지원을 중단해버리는 방법마저 동원해 제품의 사용가치 자체를 제한한다. 이러한 경우 사용가치가 실질적으로 훼손된 것인지, 재화의 멋진 이미지가 훼손된 것인지를 구별할 수 있어야 소비자본주의에 덜 휘둘릴 수 있다.

　재화나 경험이 자신과 가족, 사회의 복리에 도움이 되는지, 사회적·환경적 해악이 과도하게 크지는 않은지를 점검해보는 것도 좋다. 소비자본주의의 관성은 기후변화를 걷잡을 수 없이 심화시키고 있다. 하지만 개인의 힘은 강력하다. 이산화탄소로 환산했을 때 선진국 시민 한 명이 평균적으로 배출하는 연간 8톤 정도의 온실가스를 인도인 한 명이 배출하는 연간 2톤 정도로 당장 감축한다면 2100년까지 전 지구의 기온 상승 폭을 평균 섭씨 2도 정도로 줄일 수 있다. 그래서 자신이 생활하면서 배출하는 온실가스의 양이 어느 정도인지는 알고 있어야 한다.

중형차를 매년 1만 킬로미터 주행하면 2톤의 이산화탄소를 배출한다. 차를 버리면 이 중 대부분이 절감되며 가볍고 효율이 높은 전기차를 사용하면 이것을 4분의 1로 줄인다. 서울과 로스앤젤레스를 이코노미클래스로 한 번 왕복하면 무려 0.7톤의 이산화탄소를 배출한다. 소고기 1킬로그램을 생산하는 데 배출되는 온실가스는 13킬로그램이다. 단백질 중량으로 환산했을 때 콩을 생산하는 데 배출되는 온실가스의 35배에 달한다. 전국한우협회에 따르면 1970년부터 2020년까지 50년 동안 1인당 육류 소비량은 5.2킬로그램에서 54.3킬로그램으로 10배 이상 늘었으며, 소고기 소비량은 1.2킬로그램에서 13킬로그램으로 약 11배 증가했다. 식물성 위주의 식사를 하면 연간 1톤 정도의 온실가스 배출량을 줄일 수 있다(그림 27). 소비자본주의에서 멀어진 4M 중심의 삶을 선택하는 것만으로도 개인의 탄소발자국을 크게 줄일 수 있는 것이다. 반대로 지금과 같은 소비자본주의가 유지되는 한 기후변화로 인한 인

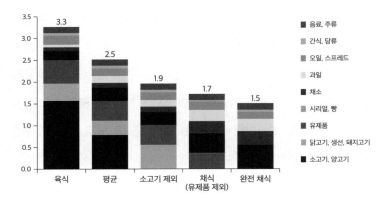

그림 27 | 식사 형태에 따른 연간 온실가스 배출량[미국을 기준으로 1인당 이산화탄소 환산(톤)기준].*

류와 전 지구 생물권이 파괴되는 상황은 피할 수 없다.

소비자본주의가 삶에 끼쳤던 불필요한 해악을 자각하고 가볍고 건강하게 삶을 재편하려면 용기가 필요하다. 그동안 추구했던 삶의 지향점 자체를 바꿔야 하기 때문이다. 하지만 가속노화에서 자유롭고 오랫동안 편안하게 살기 위해서는 소비와 욕망이 삶의 4M과 밀접하게 연결되어 있음을 자각해야 한다. 또한 소비가 아닌 자기돌봄과 휴식을 통해 더 깊은 즐거움과 회복을 얻는 방법을 실천해볼 것을 권한다. 삶에 축적된 불균형, 끊임없는 스트레스와 내외부의 자극 때문에 휴식하지 못하는 두뇌, 수면부족과 소진된 기력을 회복하는 치유의 시간, 내재역량 포트폴리오를 견고하게 만드는 시간이 필요하다. 이 용기 있는 여정은 영원히 채워질 수 없는

---

* shrinkthatfootprint.com

자아의 갈증과 삶의 고통에서 벗어날 수 있는 안전한 길잡이가 되어줄 것이다.

사회적 노쇠에도
대비해야 한다

사람은 평생 사회와 상호작용하면서 다양한 관계를 형성한다. 거미줄처럼 얽혀 있는 다른 사람과의 관계는 넓은 의미의 사회자원 social resource 을 형성해서 개인의 삶에서 안전망으로 기능하기도 한다(그림 28). 질병이나 인지기능저하, 이동성 저하 등 기능에 문제가 생기면 사회자원은 개인이 생존할 수 있도록 돌봄을 제공하는 주요 경로가 된다. 사람에게는 사회적 욕구도 있다. 소속감이나 유대감을 통해 정서적 안정감을 얻는데, 이는 진화적으로 보존된 생물학적인 현상이다. 실제로 사회적 상호작용을 할 때 옥시토신 oxytocin, 세로토닌serotonin 등 행복감, 안녕감을 주는 화학물질의 움직임이 측정된다.

사회자원은 개체를 형성하는 복잡적응계의 구성요소이자 중요한 내재역량이다. 사회적 관계가 만들어주는 정서적 안정감은 다

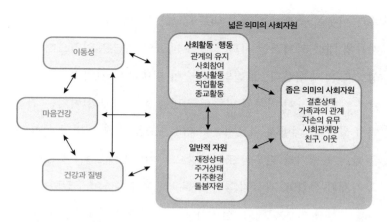

그림 28 | 사회자원을 구성하는 것들. 사회자원은 삶의 안전망 역할을 수행하며 이동성, 마음건강, 건강과 질병 등 다른 도메인들과 상호보완적 관계에 있다.

른 도메인과도 연결된다. 예를 들어 우울감은 사회관계를 위축시킨다. 그리고 사회관계가 위축되면 우울감이 더욱 악화된다. 식사의 질이 낮아지면 몸이 쇠약해지고 몸이 쇠약해지면 우울감이 악화되며 식욕이 줄어들고 식사의 질이 더 낮아지는 것과 마찬가지다. 이 때문에 노년기에 넓은 의미의 사회자원이 취약해지는 현상을 사회적 노쇠social frailty라고 한다. 사회적 노쇠는 신체적 노쇠를 비롯해서 내재역량 전반을 감퇴시킬 수 있다.

사치가 되어버린 사회자원

도시화가 급격히 진행되기 이전의 과거에는 근처에 모여 살던 씨족과 이웃이 주요한 사회적 네트워크를 형성했다. 노년기의 기능 저하에 대한 장기적인 사회적 돌봄 제공의 개념은 없었으며 필요성도 느끼지 못했다. 보건의료기술이 미비해서 기대수명 자체가 짧은 데다 기능이 저하될 만큼의 질병을 앓는 채로 살아가는 기간 역시 짧았다. 예방적 의료기술이 없었으므로 주요 질병의 이환^{罹患}은 짧은 유병기간 직후의 조기사망으로 이어졌다. 돌봄에 대한 수요 자체가 적었고, 가끔씩 돌봄이 필요해지면 가족이 도맡았다.

한국전쟁 이후 도시화, 산업화 과정의 과도기던 1970~1980년 대에는 지연, 혈연, 학연 등의 관계와 직장에서의 관계가 혼합되어 사회관계망을 만들었다. 도시의 관계에도 과거 씨족사회의 관습이 여전히 남아 있었다. 한 직장에서 성인기의 상당 부분을 보내는 것이 일반적이었고 상급자를 중심으로 가부장적인 관계망이 이루어졌다. 호구조사와 권위적 술자리를 수반하는 강력한 관계였다. 권위주의는 강력한 상하관계에서 노동자의 무한한 희생을 요구했다. 사람의 생로병사와 관혼상제는 이러한 관계망을 토대로 이루어졌다.

이후 도시화, 핵가족화가 더욱 진행되다가 1997년에 외환위기 사태를 겪으면서 한국사회의 근로형태는 크게 바뀌었다. 고용형태는 복잡한 스펙트럼으로 분리되었다. 비정규직, 파견직, 인턴, 프리랜서, 나아가 긱 경제gig economy(기업이 프로젝트 진행 등으로 필요할 때마다 임시로 일을 맡기는, 고용이 유연한 경제 형태)가 일상화되었다. 대학에서의 관계 역시 같은 흐름을 겪었다. 학부생은 곧 취업준비생이

246

되며, 과거에는 관계망의 중심이 되었던 동아리, 학생회 등의 의미가 점차 사라졌다.

코로나19로 이 모든 변화는 더욱 가속화되었다. 가족이나 동료애 같은 연대의식은 소실되어갔다. 이러한 변화에 맞물린 것은 사회와 직장에서 접하는 사람들의 '가상인물화' 현상이다. 업무가 메신저와 인트라넷, 화상회의를 중심으로 이루어지기 시작했다. 상호작용의 속도와 양은 증가했다. 직장에서의 업무는 끊임없이 쏟아지는 메일과 메신저의 알림으로 채워졌다. 긱 경제 노동자의 업무 형태와 사무직, 전문직의 업무 형태가 유사해졌다. 하루 종일 반복적으로 빠르게 일거리 조각을 해치우는 것이 일상화되었다. 어느 순간부터 관계의 형성, 곧 좁은 의미의 사회자원의 형성은 일종의 사치가 되었다. 'N포 세대'가 결혼, 출산, 육아, 인간관계를 포기한다는 것은 최소한의 생계를 유지하기에도 소득이 빠듯하고 일만 하기에도 시간이 부족해 사회자원을 형성할 여유를 찾기 어려운 현실을 대변한다.

노년기의 양극화를 심화시키는 가상화된 관계

'가상인물화' 현상은 먼저 마음건강에 두 가지 문제를 일으킨다. 첫째, 이런 관계는 사람의 사회적 욕구를 충족시키지 못한다. 스마트폰과 SNS의 사용량은 우울감과 연관되어 있다. SNS의 사용량이 많은 청소년은 그렇지 않은 또래에 비해 외로움을 더 많이 느낀다. 몇몇 실험에 따르면 스마트폰 사용을 제한하는 것만으로도 외로움은 감소된다. 왜 그럴까? SNS는 이름 그대로 사회관계망이지만 사람과의 진짜 관계를 통해 생성되는 옥시토신과 세로토닌을 분비시키지는 못한다. 또한 사용자가 더 많은 시간을 플랫폼에 매여 있도록 설계된다. 스크롤을 하다가 새로운 정보가 보이면 사용자의 뇌에서는 도파민이 분비된다. 타인이 자신의 게시물에 '좋아요'를 누르면 마찬가지로 도파민이 분비된다. 팔로워가 늘어나면 또 도파민이 나온다. 하지만 자극이 멈추면 곧바로 따분함과 권태감이 찾아온다. 결국 마음에는 스트레스, 공허감, 옥시토신과 세로토닌의 결핍만 남는다. 인스타그램 같은 SNS는 남들과 자신을 비교하는 마음을 자극하기도 한다. 현재의 불만족을 자극해서 소비를 부추기고 우울감을 심화시키기도 한다.

둘째, 메신저 알림을 기다리고 있는 상태는 디폴트모드네트워크가 과도하게 활성화된 마음방황 상태다. 본래 집중력이 좋은 사람도 수시로 몰입이 깨지는 상황에서는 업무를 수행하지 못하게 된다. 생산성이라는 지표는 차치하고 업무를 수행하면서 업무 자체의 즐거움과 성취감을 느낄 수 없는 환경이다. 그 결과 업무 효율이 떨어지고 이는 불필요한 과로로 이어져 기력을 소진시킨다.

세상이 가상화되면서 사람과의 물리적인 관계를 통해 사회자원을 형성하는 것이 어려워졌다. 가상화 때문에 가족 등 전통적인 강한 연대strong tie가 약화되자 약한 연대weak tie에 대한 관심이 높아졌다. 약한 연대는 다양한 집단의 시너지를 통해 프로젝트를 계획하거나 집단의 마음에 호소해 기금을 모으는 데에는 위력을 발휘할 수 있다. 앞으로 약한 연대가 개인의 사회자원에서 차지하는 중요성이 점점 더 커질 것은 틀림없다. 하지만 약한 연대가 노년기의 인지기능저하, 신체기능저하에 대한 돌봄을 오롯이 수행하기는 쉽지 않다. 사회자원의 내재역량을 단순하게 나눠보면 돈, 가족이나 동거인 또는 친구 등 강한 연대, 공적 복지서비스 세 가지의 총합이라 할 수 있기 때문이다.

현실적으로 돈과 시간 여유가 있는 사람이 강한 연대를 만들기 용이하다. 사회경제적으로 취약한 계층은 가속노화를 겪어도 의지할 데를 찾거나 내재역량 관리를 위해 자원을 투자하기도 더욱 어려워진다. 이 메커니즘을 따라 앞서 언급한 앵거스 디턴 교수의 '절망사'가 발생한다. 능력과 건강, 노년기 삶이 심각하게 양극화되는 것이다. 이 때문에 상황이 어려울수록 강한 사회적 관계를 만들기 위해 노력해야 한다.

내게 맞는 건강한 관계를 찾아서

사회적 연결망 자체가 무조건 좋은 것만은 아니다. 하루에 접촉하는 사람이 50명 이상 되면 우울감이 오히려 증가한다는 국내 연구 결과도 있다(다만 이 연구에서는 인터넷을 통한 접촉도 포함하고 있다는 점에 유의해야 한다). 모두가 부러워하는 연예인이나 인플루언서들이 외로움과 우울감을 호소하면서 극단적인 시도를 하는 사례도 익숙할 것이다.

가족과 같은 강한 연대의 경우도 마찬가지다. 가부장제 사회에서는 육체와 감정을 착취하는 시집살이가 흔했고, 이는 여성의 화병을 일으키는 주요 원인이었다. 또 결혼은 성별마다 다른 영향을 주는 것으로 관찰된다. 미국의 한 연구에 따르면 남성이 여성 배우자를 잃으면 삶의 만족도가 큰 폭으로 떨어졌지만 여성이 남성 배우자를 잃은 경우 삶의 만족도는 거의 줄지 않았다. 새로운 배우자가 생기는 경우의 삶의 만족도 역시 남성보다 여성이 적게 증가했다. 아시아권 국가의 연구에 따르면 결혼상태를 유지하는 것이 남성에게는 기대여명 증가로 이어지지만 여성에게는 그렇지 못하다. 사람과 사람의 관계가 내재역량을 두텁게 하는 계기가 되려면 서로에게 번뇌가 되지 않는 좋은 관계가 되어야 한다. 서로가 서로에게 사무량심四無量心*으로 대할 수 있는 관계라면 더할 나위 없이 좋을 것이다.

현재를 살아가는 우리는 조금은 반직관적으로 행동할 필요가 있다. 바쁘고 삶이 힘들수록 시간을 들이기 어려운, 우선순위가 한

---

* 모든 원한을 버리고 중생을 차별하지 아니하는 자慈·비悲·희喜·사捨의 네 가지 마음을 의미한다. 자는 즐거움을 베풀어 주려는 마음, 비는 자비심으로 중생을 제도하여 해탈의 기쁨을 얻게 하려는 한없는 마음, 희는 다른 이의 즐거움과 행복을 함께 기뻐하는 무량한 마음, 사는 중생을 평등하게 보아 친원親怨의 구별을 두지 아니하는 마음을 뜻한다.

참 떨어져 보이는 오프라인 활동들에 시간을 투자해야 한다. 봉사활동, 종교활동, 사회참여, 문화활동 같은 것들이다. 공적인 비영리활동이 여의치 않다면 스포츠센터나 문화센터처럼 지역사회 내에서 이루어지는 상업적 사회활동도 대안이 될 수 있다. 꼭 이런 활동이 아니어도 사람과 상호작용할 수 있는 간단한 부업이나 파트타임 직업을 만들 수도 있다.

일상의 지나친 가상화를 해소하기 위해서는 사회활동에서 도파민적인 특성(목표 달성, 성취), 스트레스호르몬의 특성(비교하는 마음)을 찾기보다는 평온과 안정을 좇는 것이 바람직하다. 사회활동에 속하는 일도 마음방황, 번뇌 등 가속노화의 요인을 제공할 수도 있다. 따라서 관계에서도 중용을 되찾을 수 있는 방향으로 상호작용을 계획하고 실천해야 한다.

스스로의 삶을 이루는 4M의 지향점과 궤를 같이하는 건강한 사회활동을 계획해보자. 이러한 활동을 통해 관계와 활동 속에서 취약해진 이동성이나 마음건강 도메인을 돌보거나 역량 포트폴리오를 계발할 기회를 가질 수 있다. 잃어버린 옥시토신과 세로토닌을 찾으면서 도파민에 대한 갈망이 사그라드는 것을 경험할 수 있다.

100세 시대,
돈은 필요하다

우리가 아무리 건강관리에 힘쓰고 역량 포트폴리오를 적절히 계발한다 해도 언젠가는 질병과 노쇠를 겪게 되며 결국 상당 기간은 돌봄이 필요한 삶을 살 수밖에 없다. 통계적으로 외상이나 중대한 질병 때문에 며칠만 앓고 사망하는 사람(급사)은 전체 사망자의 4분의 1에 불과하기 때문이다.

생의 마지막에 가까워질수록 노화축적에 따른 여러 가지 의학적, 생물학적 이상소견이 불거져 나온다(배수구가 없는 욕조에 물이 차오르는 모습을 다시 떠올려보자). 이에 따라 기능저하의 궤적이 달라진다. 급사로 사망하는 4분의 1 외에 4분의 1은 말기 암 같은 질환으로 몇 개월에 걸쳐, 4분의 1은 만성 심장, 콩팥, 폐 등의 질환으로 몇 년에 걸쳐, 마지막 4분의 1은 치매, 노쇠로 때로는 10년을 넘길 정도로 긴 기간에 걸쳐 기능저하를 겪다가 사망한다.

피할 수 없는 의료비 지출

의학적, 생물학적 고장은 의료비용 지출로 이어진다. 사람은 생의 마지막 1년 동안 평생 지출하는 의료비의 20퍼센트를 사용한다. 돌봄 역시 돈이 많이 든다. 시장경제사회에서 사람의 모든 기본 욕구는 돈으로 충족된다. 돈은 4M의 안정을 유지하기 위해서 반드시 필요하다. 완전 자급을 하지 않는 한 돈이 없으면 아무것도 할 수가 없다. 완전 자급을 해도 자원을 생산할 땅이 필요하다. 보편적 기본소득을 비롯해 완전한 복지제도가 제공되지 않는 한, 돈이 없으면 물리적으로 생존이 불가능하다.

2022년 현재 20~49세에 해당하는 성인 인구의 대다수는 노년기에 유의미한 공적이전소득을 얻지 못할 것으로 예상된다. 노년기에 접어들기 전에 경제적 자산을 어느 정도 축적해놓아야 하는 이유다. 이런 측면에서 돈 역시 내재역량을 구성하는 요소로 생각해야 한다. 돈은 실제로 4M과 밀접한 연관성이 있다. 2018년 보건복지부가 발표한 〈제5차 국민건강증진종합계획〉에 따르면 소득수준이 하위 20퍼센트인 국민의 건강수명은 65.2세로, 상위 20퍼센트 국민의 건강수명(73.3세)에 비해 8.1세 낮았다. 조사 시점의 전 국민 평균 건강수명은 70.4세였다. 거주지역에 따라서도 평균 건강수명에 차이가 있다. 경기 용인시 수지구는 건강수명이 75.3세(1위)인 데 반해 부산 영도구는 62.2세(250위)로 무려 13년이나 차이가 난다. 안타깝게도 한국에서 경제적 격차와 연관된 건강수명의 격차는 점점 벌어지는 추세다.* 과학기술이 발달하면서 의료나 건강관리를 포함해서 4M의 요소를 관리하고 증진하기 위한 상업, 비상업적 서비스가 늘어나고 있는데, 당연히 이 서비스를 받기 위해서는 돈이 필요하다. 그뿐 아니라 자연스러운 생활습관을 유지하기 위해서도 돈이나 시간의 여유가 필요하기 때문에 이러한 흐름을 완전히 뒤집기는 쉽지 않다.

돈에 관한 왜곡된 생각이 문제다

돈은 영양분, 운동, 재화와 마찬가지로 가치중립적이며 도구적인 것으로 이해해야 한다. 잘못된 소비자본주의적 관점 때문에 사물의 상징적 가치나 교환가치가 사용가치를 소외시키면 4M이 고장 나는 것처럼, 삶의 안전망으로서 내재역량의 하한을 지켜주는 도구인 돈은 너무 부족해도 큰 문제를 일으킨다. 그러나 돈에 대해 잘못된 생각을 갖는 것도 삶에 큰 문제를 일으킬 수 있다.

그 잘못된 생각은 크게 두 가지로 분류할 수 있다. 첫 번째는 돈을 살 수 있는 모든 것을 갖기 위한 욕망 충족의 도구로만 여기는 생각이다. 두 번째는 돈 자체를 목적으로 두는, 스스로 돈의 노예

---

* 국민건강증진종합계획 홈페이지의 건강수명 DB에서 지역수준별 건강수명 메뉴를 통해 시군구별 건강수명 자료를 확인할 수 있다.

가 되는 생각이다. 이 두 가지 잘못된 사고방식은 혼재된 경우가 많다. 그뿐만 아니라 탐욕, 분노, 어리석음과 밀접하게 연관되어 압도적으로 강력해지면 도리어 사람의 머릿속은 본래 4M을 위한 도구였던 돈에 지배된다. 이 때문에 많은 사람이 돈에 대한 불안과 공포, 욕망이 뒤섞인 상태로 돈이 삶의 목표가 되어 4M을 모두 파괴하고 있다. 게다가 이러한 현상을 경험하는 사람들일수록 정작 안정적이고 충분한 내재역량을 축적하지는 못한 경우가 많다. 마치 대사체계를 이해하지 못한 채 전체 칼로리 섭취량만 억지로 맞추다가 결국에는 비만이 더 심해지는 것과 같다.

일부 유튜버나 연예인은 극히 낮은 확률의 운에 능력이 더해져 큰 소득을 얻는다. 이러한 예외를 제외한다면, 많은 부자가 역량 포트폴리오의 건강한 구성과 절제된 생활습관, 점진적인 투자를 통해 균형 잡힌 자산 포트폴리오를 형성하면서 자연스럽게 부를 형성한다. 반대로 미디어가 조장하는 시기심, 소비자본주의가 만들어낸 욕심, 남과 비교하는 마음에서 비롯된 공포가 사람의 마음에 스트레스를 주면 장기적으로는 자산 형성을 방해하고 실패하게 만드는 의사결정을 반복하는 경우가 많다. 지금 자신에게 닥친 스트레스가 뇌를 가득 채우고 있으면 장기적 기대수익률이나 유가증권, 채권 등의 재무적 특성을 이성적으로 판단하기가 어려워지고, 수익을 내기가 더 쉽고 빠르고 그럴싸해 보이는 것에 혹하기 쉽다.

부자는 자산 또는 소득의 액수로 정의할 수 없다. 부유함은 소득이나 자산에 비해 상당히 낮은 지출을 유지하고, 이 상태가 4M

에 해악을 유발하지 않으면서 지속되는 것을 의미한다. 1조 원을 가진 사람이라도 2조 원이 있는 옆 사람이 가진 더 큰 요트가 탐이 나서 안절부절못한다면 부자라고 할 수 없다.

진정한 부의 체계는 내재역량에서 비롯된다

진정한 부의 체계는 '나에게 중요한 것'의 형성 과정에서 만들어지며 지금까지 이 책에서 다룬 내용을 포함한 다음 몇 가지의 방법으로도 만들 수 있다.

① 소비자본주의사회에서 경험하는 모든 것의 본질적 사용가치와 부차적이고 불필요한 가치들을 분리하는 안목을 키운다.
② 역량 포트폴리오를 꾸준히 정비한다. 자신이 몰입할 수 있는 활동들 자체가 삶의 만족감과 보상을 주며 인지기능과 신체기능을 유지시킨다. 수입은 이러한 활동에서 부차적으로 발생한다. 혹시 태만이나 과잉이 4M을 갉아먹지는 않은지 조심스럽게 확인한다. 역량 포트폴리오가 사회경제적 자본을 서서히 형성할 수 있도록 한다.
③ 생애주기 관점에서 이동성, 마음건강, 건강과 질병을 관리한다. 질병을 예방하는 데 가장 적은 돈이 들고 조기에 관리하는 데 약간의 돈이 든다. 하지만 진행된 질병의 결과를 치료하거나 이로

인해 발생한 여러 장기의 기능이상이나 장애를 회복하는 데는 막대한 돈이 든다.

④ 적절한 방법으로 경제적 자산을 관리한다. 돈의 의미와 역할을 이해한다. 인플레이션 상황에서 자산의 구매력을 유지할 방법을 공부한다.

경제적 자산을 유지하는것 역시 신체기능이나 마음건강의 내재역량을 쌓는 것과 마찬가지 방법으로 접근해야 한다. 본능을 따르고자 하는 심리적 기제에 유의하라. 많은 사람이 이 책에 나오는 조언을 따르지 못하는 것도 결국은 사람의 기본 심리 때문이다. 흥미롭게도 자산 배분과 장기적 관점에서의 투자 기법, 다면적인 사고방식을 유지하는 가치 투자자들이 생물학적으로도 장수하는 경우가 많다. 4M 도메인의 균형을 유지하는 것처럼 한쪽으로 치우치지 않는 삶의 방식이 건강하게 오래 사는 결과로 나타나는 것이 아닐까? 이와 같이 '나에게 중요한 것'에서 돈이 차지하는 역할을 이해하면 점진적으로 경제적 자유에 가까워질 수 있다. 이 체계는 장기적으로 4M의 평온과 안정을 유지하기 위한 밑거름이 되어줄 것이다.

요행을 기대할 수 없는 것이 노화

'실 밀기pushing on a string'라는 표현이 있다. 어떤 물체를 옮기고 싶을 때 실을 매달아서 당길 수는 있어도 밀 수는 없다는 뜻이다. 거시경제에서 수요 창출에 효과가 없는 통화팽창정책을 지칭할 때 주로 사용된다. 돈을 풀어 수요를 창출하면 된다는 논리에는 두 가지 오류가 있다. 첫째, 돈을 푼다고 반드시 수요가 늘지는 않는다. 수요가 있는 쪽에서 돈을 많이 쓸 수는 있지만 그들에게 돈을 들이민다고 없던 수요가 생기지는 않는다. 둘째, 소비와 생산의 총량 증가로 계산되는 경제성장이 최고선이며 숫자로 표기되는 성장률을 유지해야 한다는 전제부터가 틀려먹었다.

나는 노인의학을 공부하면서 많은 사람이 생로병사의 고통에서 벗어나기를 바라면서도 전력을 다해 실 밀기만 하고 있다고 느꼈다. 많은 사람은 '더 나은 삶'을 원하면서도 소비만 늘리고 내재역량을 파괴하고 있다. 돈을 벌고 싶다면서 정작 장기적으로 실패할 가능성이 큰 투기에 빠지듯 말이다. 이것은 정확히 우리가 이 책에서 고찰한 내용들을 통해 벗어나고자 하는 모습이다. 더 많은 소비를 통해 더 나은 삶이 이룩될 가능성은 거의 없다.

다면적 노력이 평생 필요하다

의사, 과학자, 연구자들도 실 밀기 같은 조언을 해주는 경우가 흔하다. 전문가의 시각은 '장님 코끼리 만지기' 식이다. 자신이 주로 연구한 인구집단 또는 동물들의 현상을 조언의 근거로 삼기 때문이다. 예를 들어 사회적으로 성공한 인구집단을 관찰해서 일찍 일어나는 습관을 발견하면 잠을 줄이라고 조언한다. 그러면 많은 사람이 이미 잠이 부족한데도 새벽 다섯 시에 일어나려 애쓴다. 무릎 관절염이 우려된다며 달리기가 관절에 해로운 운동이라고 조언하는 의사들, 근력운동은 목과 허리 디스크에 좋지 않다며 걷기만 하라는 의사들도 있다. 생애주기나 4M의 조화를 고려한 조언은 찾아보기 어렵다. 거시적으로 삶을 조망하는 일은 철학자들의 전유물로만 생각하는 것 같다.

의학과 생물학을 연구하며 노화와 대사를 공부한 나 역시 이런 오류에 빠진 적이 있다. 절식과 규칙적인 운동습관을 5년 이상 유지하며 대사 노화와 연관된 수치들은 완벽하게 인지했지만 머리는 맑아지지 않았고 아픈 곳이 늘어나기만 했다. 그제서야 4M의 관점에서 삶의 모든 요소를 살폈고 불필요한 과잉들이 눈에 보이기 시작했다. 충분히 쉬지 않고 더 많은 것을 가지려 했던 어리석음이 몸과 마음을 고장 내고 있었다. 운동과 식습관 역시 대사적 측면만 바라본 나머지 실험실의 생쥐처럼 특정 방향으로 치우쳐 있었다. 삶을 이루는 도메인 간의 조화 없이 무엇이든 더하기만 하는 실 밀기로는 가속노화에 빠진 삶에서 탈피하기 어려운 것이다.

가속노화에 빠진 삶을 정상화하는 것은 늪에 빠진 무거운 쇠공에 실을 매달아 언덕 위로 끌어올리는 노력과 비슷하다. 중력(사람의 본능)의 반대 방향으로 모두(삶의 도메인들)가 합심해 실을 꾸준히 잡아당겨야만 쇠공(가속노화에 빠진 삶)이 움직인다. 사람의 본능을 원천적으로 제거하는 것은 불가능하다. 하지만 사람의 마음이 설계된 방식과 도메인의 상호작용을 총체적 관점에서 이해하면 매일매일 한걸음씩 공을 끌어올릴 수 있다. 일단 늪에서 빠져나오기만 하면 그 앞 언덕에는 부드러운 잔디가 깔려 있어 공을 끌어올리기가 그다지 힘들지 않다. 하지만 잠시 중력을 잊고 실을 놓아버리면 쇠공은 다시 늪을 향해 구르기 시작한다. 본능을 이기려고 평생 노력해야 하는 이유다.

계속 말했듯 노화는 복리의 특성을 가지고 우리 몸을 변화시킨다. 노화의 복리 효과는 당장은 눈에 보이지 않더라도 지속되면 큰 변화를 가져온다(그림 29). 그 결과는 일찌감치 찾아오는 치매, 신체 노쇠와 이에 따른 장애 등이다. 그래서 내재역량 관리를 위한 다면적 노력은 가급적 일찍 시작해서 오랫동안 유지하는 것이 좋다.

돈의 세계에서는 간혹 일확천금을 얻기도 하지만 노화와 질병의 세계에서는 그런 일이 없다. 요행에 기댈수록 암이나 여러 급

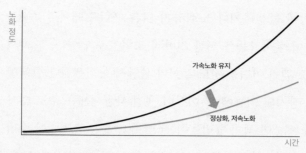

그림 29 | 노화축적의 복리 특성

성, 만성 질환이 발생해서 노화가 급격히 진행되는 계기를 만들 뿐이다. 또한 돈의 세계에서는 파산과 재기가 가능하지만 노화와 질병의 세계에서 삶의 기회는 단 한 번이다. 가속노화의 삶을 산다는 것은 불리하게 조작된 슬롯머신 게임을 강제로 계속해야 하는 것과 마찬가지다.

어렵게 느껴지겠지만 희소식도 있다. 수십 년 동안 내재역량을 꾸준히 관리하면 나이를 아무리 먹어도 보통의 젊은 사람에 비해서 상당히 좋은 4M의 기능을 유지할 수 있다. 심지어 뇌위축이 상당히 진행되더라도 치매를 앓지 않으며 90대에도 평균적인 젊은 성인보다 나은 이동성을 보이기도 한다.

지금이 가장 이른 때

마지막으로 주의할 것이 하나 있다. 첫째, 이 책에는 아직 주요한 장기 이상이 발생하거나 노쇠하지 않은 대다수의 성인, 특히 30~60세 사이의 사람들을 위한 전반적 조언들을 담았다. 혼자서는 400미터도 걷기 어려운 정도로 이미 상당히 노쇠했거나 만성질환으로 주요 장기의 기능에 큰 이상이 생긴 사람에게는 주로 대사적 과잉을 줄이는 이 책의 방법들이 잘 맞지 않을 수 있다. 이 방법들은 중년기에 적용할 수 있는 노화과학의 증거들에 기반한다. 노화의 결과로 이미 기능저하가 발생하고 노쇠한 사람들에게는 이와는 상당히 다른 노인의학적 접근이 필요하다. 예를 들어 젊은 성인은 동물성 단백질, 특히 붉은 고기의 섭취를 줄이고 체지방이 쌓이지 않게 하는 식단이 4M의 내재역량 유지에 도움이 된다. 하지만 이미 신체가 쇠약하고 영양결핍 상태인 노년기 인구는 근육 생성을 촉진하는 동물성 단백질을 절제하면 오히려 4M이 전반적으로 악화될 수 있다.

둘째, 4M의 연결을 살피는 통합적 관점을 유사의학으로 오인하지 않기를 바란다. 이 책은 현대적 삶의 방식을 탈피하고자 쓴 것이 아니다. 오히려 사람의 몸과 마음의 체계가 처음 설계된 수렵채취사회와는 달라진 현대에 잘 적응하고 덜 아프게 살아남기 위한 과학적 안내서에 가깝다. 책의 모든 내용은 임상연구를 포함한 과학적 연구 설계를 근거로 하며, 동료평가peer-review를 마친 문헌들이 기반을 이룰 수 있도록 노력했다.

이 책의 아이디어는 많은 사람과의 끊임없는 상호작용에서 탄생했다. 사람을 4M으로 바라볼 수 있게 된 것은 스승인 서울대학교 의과대학 김철호 명예교수와 선배인 분당서울대학교병원 김선욱 교수, 서울아산병원 장일영 교수의 영향이 컸다. 박사과정 지도교수인 한국과학기술원 서재명 교수는 환원론적인 분자생물학 연구에서도 통합적 시각을 가질 수 있게 지도해주셨다. 이런 생각들을 사회와 거시경제로 확장할 수 있게 된 것은 경희대학교 김영선 교수, 비플렉스 박대인 이사와 ㈜형원피앤씨 강희원 대표의 덕이다. 몸과 마음의 상호작용에 대해서는 서울아산병원 이승학 교수, 차움의 오수연 교수, 서울아산병원 심원섭 건강운동관리사, 호르니스트 김민송, 한국알렉산더테크닉협회 이정희 교사, ㈜디파이 윤성준 대표를 통해 많은 아이디어를 얻었다. 모든 분께 진심으로 감사한 마음이다.

영광스럽게도 김범석 서울대학교병원 종양내과 교수뿐 아니라 문요한 정신건강전문의, 박한슬 약사가 흔쾌히 졸고의 추천사를 수락해주셨다. ㈜도서출판 길벗의 안아람 과장과 박윤조 팀장의 제의가 아니었더라면 이 책은 시작조차 하지 않았을 것이다. 문헌을 정리하고 원고를 쓸 수 있는 연구월을 허락해준 서울아산병원에 감사드린다.

무엇보다 이번에도 가족의 배려가 아니었더라면 원고를 쓸 수 없었을 것이다. 언제나 양가 부모님께 감사한 마음이다. 아들인 정윤재와 남산을 걸으며 나눈 문답이 이 책의 가장 기초가 됐으며 아내 조유리에게는 늘 송구한 심정이다.

부디 이 책이 여러분이 삶의 문제점을 자각하는 계기가 되었기를 바란다. 스스로의 삶을 바라보고 생활을 개선해가면서 4M에 폭넓게 나타나는 즐거운 변화를 느껴보라.

　지금이 가장 이른 때다.

1부 당신의 삶이 노화의 속도를 결정한다

우리의 몸은 노화에 최적화되지 않았다

• 정희원, 《지속가능한 나이듦》, 두리반, 2021.

• Hannou SA, Haslam DE, McKeown NM, Herman MA, "Fructose Metabolism and Metabolic Disease", *Journal of Clinical Investigation*, 2018 Feb 1;128(2):545-555.

• Ludwig DS, Ebbeling CB, "The Carbohydrate-Insulin Model of Obesity: Beyond 'Calories In, Calories Out'", *JAMA Internal Medicine*, 2018 Aug 1;178(8):1098-1103.

• Ludwig DS, Aronne LJ, Astrup A, de Cabo R, Cantley LC, Friedman MI, Heymsfield SB, Johnson JD, King JC, Krauss RM, Lieberman DE, Taubes G, Volek JS, Westman EC, Willett WC, Yancy WS Jr, Ebbeling CB, "The Carbohydrate-Insulin Model: A Physiological Perspective on the Obesity Pandemic", *The American Journal of Clinical Nutrition*, 2021 Sep 13;114(6):1873-85.

• Seetharaman S, Andel R, McEvoy C, Dahl Aslan AK, Finkel D, Pedersen NL, "Blood Glucose, Diet-Based Glycemic Load and Cognitive Aging Among Dementia-Free Older Adults", *Journals of Gerontology Series A-Biological*

---

* 장별로 단행본과 국내 문헌, 영문 문헌 순으로 정리했다.

Sciences and Medical Sciences, 2015 Apr;70(4):471-9.

· Sünram-Lea SI, Owen L, "The Impact of Diet-Based Glycaemic Response and Glucose Regulation on Cognition: Evidence Across the Lifespan", *Proceedings of the Nutrition Society*, 2017 Nov;76(4):466-477.

· Weltens N, Zhao D, Van Oudenhove L, "Where Is the Comfort in Comfort Foods? Mechanisms Linking Fat Signaling, Reward, and Emotion", *Journal of Neurogastroenterology and Motility*, 2014 Mar;26(3):303-15.

'쾌락 중독'은 어떻게 몸을 망가트리는가

· He Q, Turel O, Bechara A, "Brain Anatomy Alterations Associated with Social Networking Site(SNS) Addiction", *Scientific Reports*, 2017 Mar 23;7:45064.

· DiFeliceantonio AG, Coppin G, Rigoux L, Edwin Thanarajah S, Dagher A, Tittgemeyer M, Small DM, "Supra-Additive Effects of Combining Fat and Carbohydrate on Food Reward", *Cell Metabolism*, 2018 Jul 3;28(1):33-44.e3.

· García-García I, Jurado MA, Garolera M, Segura B, Marqués-Iturria I, Pueyo R, Vernet-Vernet M, Sender-Palacios MJ, Sala-Llonch R, Ariza M, Narberhaus A, Junqué C, "Functional Connectivity in Obesity during Reward Processing", *Neuroimage*, 2013 Feb 1;66:232-9.

· Schultz W, Dayan P, Montague PR, "A Neural Substrate of Prediction and Reward", *Science*, 1997 Mar 14;275(5306):1593-9.

· Uniyal A, Gadepalli A, Akhilesh, Tiwari V, "Underpinning the Neurobiological Intricacies Associated with Opioid Tolerance", *ACS Chemical Neuroscience*, 2020 Mar 18;11(6):830-839.

· Volkow ND, Wang GJ, Fowler JS, Tomasi D, Baler R, "Food and Drug Reward: Overlapping Circuits in Human Obesity and Addiction", *Current Topics in Behavioral Neurosciences*, 2012;11:1-24.

· Steve Cutts, *Happiness*(2017. 11. 25.). https://youtu.be/e9dZQelULDk

· 법상, 용정운 그림, 《도표로 읽는 불교 교리》, 민족사, 2020.

· 김재성, 〈초기불교의 번뇌〉, 《인도철학》, 2010;29:227-266.

· Bursky M, Egglefield DA, Schiff SG, Premnath P, Sneed JR, "Mindfulness-Enhanced Computerized Cognitive Training for Depression: An Integrative Review and Proposed Model Targeting the Cognitive Control and Default-Mode Networks", *Brain Sciences*, 2022 May 19;12(5):663.

· Fahmy R, Wasfi M, Mamdouh R, Moussa K, Wahba A, Schmitgen MM, Kubera KM, Wolf ND, Sambataro F, Wolf RC, "Mindfulness-Based Therapy Modulates Default-Mode Network Connectivity in Patients with Opioid Dependence", *European Neuropsychopharmacology*, 2019 May;29(5):662-671.

· Fendel JC, Bürkle JJ, Göritz AS, "Mindfulness-Based Interventions to Reduce Burnout and Stress in Physicians: A Systematic Review and Meta-Analysis", *Academic Medicine*, 2021 May 1;96(5):751-764.

· Lin CT, Chuang CH, Kerick S, Mullen T, Jung TP, Ko LW, Chen SA, King JT, McDowell K, "Mind-Wandering Tends to Occur under Low Perceptual Demands during Driving", *Scientific Reports*, 2016 Feb 17;6:21353.

· McVay JC, Kane MJ, "Conducting the Train of Thought: Working Memory Capacity, Goal Neglect, and Mind Wandering in an Executive-Control Task", *The Journal of Experimental Psychology: Learning, Memory, and Cognition*, 2009 Jan;35(1):196-204.

· Mulders PC, van Eijndhoven PF, Schene AH, Beckmann CF, Tendolkar I, "Resting-State Functional Connectivity in Major Depressive Disorder: A Review", *Neuroscience & Biobehavioral Reviews*, 2015 Sep;56:330-44.

· Raichle ME, "The Brain's Default Mode Network", *Annual Review of Neuroscience*, 2015 Jul 8;38:433-47.

· Thompson T, Correll CU, Gallop K, Vancampfort D, Stubbs B, "Is Pain Perception Altered in People with Depression? A Systematic Review and Meta-Analysis of Experimental Pain Research", *The Journal of Pain*, 2016

Dec;17(12):1257-1272.

- Yeshurun Y, Nguyen M, Hasson U, "The Default Mode Network: Where the Idiosyncratic Self Meets the Shared Social World", *Nature Reviews Neuroscience*, 2021 Mar;22(3):181-192.

고통을 피하려는 본능을 이겨야 한다

- Berridge KC, "Pleasures of the Brain", *Brain and Cognition*, 2003 Jun;52(1):106-28.

- Davis CA, Levitan RD, Reid C, Carter JC, Kaplan AS, Patte KA, King N, Curtis C, Kennedy JL, "Dopamine for 'Wanting' and Opioids for 'Liking': A Comparison of Obese Adults With and Without Binge Eating", *Obesity(Silver Spring)*, 2009 Jun;17(6):1220-5.

- Fullerton DT, Getto CJ, Swift WJ, Carlson IH, "Sugar, Opioids and Binge Eating", *Brain Research Bulletin*, 1985 Jun;14(6):673-80.

- Leknes S, Tracey I, "A Common Neurobiology for Pain and Pleasure", *Nature Reviews Neuroscience*, 2008 Apr;9(4):314-20.

- Rebouças ECC, Segato EN, Kishi R, Freitas RL, Savoldi M, Morato S, Coimbra NC, "Effect of the Blockade of Mu1-Opioid and 5HT2A-Serotonergic/Alpha1-Noradrenergic Receptors on Sweet-Substance-Induced Analgesia", *Psychopharmacology (Berl)*, 2005 May;179(2):349-55.

- Smith SL, Harrold JA, Williams G, "Diet-Induced Obesity Increases Mu Opioid Receptor Binding in Specific Regions of the Rat Brain", *Brain Research*, 2002 Oct 25;953(1-2):215-22.

노화의 재설계, 습관부터 시작하자

- 찰스 두히그, 강주헌 옮김, 《습관의 힘》, 갤리온, 2012.

- Kaushal N, Rhodes RE, "Exercise Habit Formation in New Gym Members: A

Longitudinal Study", *Journal of Behavioral Medicine*, 2015 Aug;38(4):652-63.

- Lally P, van Jaarsveld M, Potts H, Wardle J, "How Are Habits Formed: Modelling Habit Formation in the Real World", *European Journal of Social Psychology*, 2010 Oct;40(6):998-1009.

- Malvaez M, "Neural Substrates of Habit", *Journal of Neuroscience Research*, 2020 Jun;98(6):986-997.

- Wood W, Rünger D, "Psychology of Habit", *Annual Review of Psychology*, 2016 Jan;67:289-314.

삶의 내재역량이 높아야 노화의 가속도를 줄인다

- 센딜 멀레이너선, 엘다 샤퍼, 이경식 옮김, 《결핍의 경제학: 왜 부족할수록 마음은 더 끌리는가》, 알에이치코리아, 2014.

- 홍강의, 정도언, 〈사회재적응평가척도 제작: 방법론적 연구〉, 《신경정신의학》, 1982; 21(1):123-126.

- Belloni G, Cesari M, "Frailty and Intrinsic Capacity: Two Distinct but Related Constructs", *Frontiers in Medicine (Lausanne)*, 2019 Jun 18;6:133.

- Cesari M, Araujo de Carvalho I, Amuthavalli Thiyagarajan J, Cooper C, Martin FC, Reginster JY, Vellas B, Beard JR, "Evidence for the Domains Supporting the Construct of Intrinsic Capacity", *Journals of Gerontology Series A-Biological Sciences and Medical Sciences*, 2018 Nov 10;73(12):1653-1660.

- Fried LP, Cohen AA, Xue QL, Walston J, Bandeen-Roche K, Varadhan R, "The Physical Frailty Syndrome as a Transition from Homeostatic Symphony to Cacophony", *Nature Aging*, 2021 Jan;1(1):36-46.

- Goldstein DS, McEwen B, "Allostasis, Homeostats, and the Nature of Stress", *Stress*, 2002 Feb;5(1):55-8.

- Ikegami T, Suzuki K, "From a Homeostatic to a Homeodynamic Self", *Biosystems*, 2008 Feb;91(2):388-400.

- Miller MA, Rahe RH, "Life Changes Scaling for the 1990s", *Journal of Psychosomatic Research*, 1997 Sep;43(3):279-92.

성공적인 나이 듦을 위한 네 가지 기둥

- 정희원, 《지속가능한 나이듦: 노년의 질병, 어떻게 대비할 것인가》, 두리반, 2021.
- Fulmer T, Mate KS, Berman A, "The Age-Friendly Health System Imperative", *Journal of the American Geriatrics Society*, 2018 Jan;66(1):22-24.
- World Health Organization, *Handbook: Guidance on Person-Centred Assessment and Pathways in Primary Care*, 2019;87. https://apps.who.int/iris/bitstream/handle/10665/326843/WHO-FWC-ALC-19.1-eng.pdf?sequence=17&isAllowed=y

2부 노화를 이기는 몸

몸은 움직이도록 설계되었다

- 서울특별시, 〈서울시민은 하루에 얼마나 걸을까?〉, 《2020 체육진흥 기본정책 연구용역》, 2012. 12. https://www.si.re.kr/node/45486
- Cordain L, Gotshall RW, Eaton SB, Eaton SB 3rd, "Physical Activity, Energy Expenditure and Fitness: An Evolutionary Perspective", *International Journal of Sports Medicine*, 1998 Jul;19(5):328-35.
- Chakravarthy MV, Booth FW, "Eating, Exercise, and 'Thrifty' Genotypes: Connecting the Dots Toward an Evolutionary Understanding of Modern Chronic Diseases", *Journal of Applied Physiology (1985)*, 2004 Jan;96(1):3-10.
- O'Keefe JH, Vogel R, Lavie CJ, Cordain L, "Organic Fitness: Physical Activity Consistent with Our Hunter-Gatherer Heritage", *The Physician and Sportsmedicine*, 2010 Dec;38(4):11-8.

어떻게 운동해야 할까

- U. S. Department of Health and Human Services, *Physical Activity Guidelines for Americans*, 2nd Editio, 2018.

- Faigenbaum AD, Lloyd RS, MacDonald J, Myer GD, "*Citius, Altius, Fortius*: Beneficial Effects of Resistance Training for Young Athletes: Narrative Review", *British Journal of Sports Medicine*, 2016 Jan;50(1):3-7.

- Landrigan JF, Bell T, Crowe M, Clay OJ, Mirman D, "Lifting Cognition: A Meta-Analysis of Effects of Resistance Exercise on Cognition", *Psychological Research*, 2020 Jul;84(5):1167-1183.

- Li Y, Su Y, Chen S, Zhang Y, Zhang Z, Liu C, Lu M, Liu F, Li S, He Z, Wang Y, Sheng L, Wang W, Zhan Z, Wang X, Zheng N, "The Effects of Resistance Exercise in Patients with Knee Osteoarthritis: A Systematic Review and Meta-Analysis", *Clinical Rehabilitation*, 2016 Oct;30(10):947-959.

- Strickland JC, Smith MA, "The Anxiolytic Effects of Resistance Exercise", *Frontiers in Psychology*, 2014 Jul 10;5:753.

- Westcott WL, "Resistance Training is Medicine: Effects of Strength Training on Health", *Current Sports Medicine Reports*, 2012 Jul-Aug;11(4):209-16.

올바른 삶의 방향은 자세에서 시작된다

- 바이바 크레건리드, 박한선 해제, 고현석 옮김, 《의자의 배신: 편리함은 어떻게 인류를 망가뜨리는가》, arte(아르테), 2020.

- 리처드 브레넌, 최현묵, 백희숙 옮김, 《자세를 바꾸면 인생이 바뀐다: 내 몸의 긴장을 자유롭게 하는 법》, 물병자리, 2012.

- Awad S, Debatin T, Ziegler A, "Embodiment: I Sat, I Felt, I Performed - Posture Effects on Mood and Cognitive Performance", *Acta Psychologica (Amst)*, 2021 Jul;218:103353.

- Betsch M, Kalbhen K, Michalik R, Schenker H, Gatz M, Quack V, Siebers H, Wild M, Migliorini F, "The Influence of Smartphone Use on Spinal Posture - A

Laboratory Study", *Gait & Posture*, 2021 Mar;85:298-303.

· Eitivipart AC, Viriyarojanakul S, Redhead L, "Musculoskeletal Disorder and Pain Associated with Smartphone Use: A Systematic Review of Biomechanical Evidence", *Hong Kong Physiotherapy Journal*, 2018 Dec;38(2):77-90.

· Jung YS, Kim YE, Park H, Oh IH, Jo MW, Ock M, Go DS, Yoon SJ, "Measuring the Burden of Disease in Korea, 2008-2018", *Journal of Preventive Medicine and Public Health*, 2021 Sep;54(5):293-300.

· Michalak J, Mischnat J, Teismann T, "Sitting Posture Makes a Difference-Embodiment Effects on Depressive Memory Bias", *Clinical Psychology & Psychotherapy*, 2014 Nov-Dec;21(6):519-24.

· Nair S, Sagar M, Sollers J 3rd, Consedine N, Broadbent E, "Do Slumped and Upright Postures Affect Stress Responses? A Randomized Trial", *Journal of Health Psychology*, 2015 Jun;34(6):632-41.

· William Higham, commissioned by Fellowes, "The Work Colleague of the Future: A Report on the Long-Term Health of Office Workers", 2019 June. https://assets.fellowes.com/skins/fellowes/responsive/gb/en/resources/work-colleague-of-the-future/download/WCOF_Report_EU.pdf

운동습관만큼 든든한 노후자산은 없다

· 무라카미 하루키, 임홍빈 옮김, 《달리기를 말할 때 내가 하고 싶은 이야기》, 문학사상, 2009.

· Akkari A, Machin D, Tanaka H, "Greater Progression of Athletic Performance in Older Masters Athletes", *Age and Ageing*, 2015 Jul;44(4):683-6.

· De Souto Barreto P, Delrieu J, Andrieu S, Vellas B, Rolland Y, "Physical Activity and Cognitive Function in Middle-Aged and Older Adults: An Analysis of 104,909 People From 20 Countries", *Mayo Clinic Proceedings*, 2016 Nov;91(11):1515-1524.

· Knechtle B, Assadi H, Lepers R, Rosemann T, Rüst CA, "Relationship Between

Age and Elite Marathon Race Time in World Single Age Records from 5 to 93 Years", *BMC Sports Science, Medicine and Rehabilitation*, 2014 Jul 31;6:31.

- Mitnitski A, Song X, Rockwood K, "Assessing Biological Aging: The Origin of Deficit Accumulation", *Biogerontology*, 2013 Dec;14(6):709-17.

- Patel KV, Coppin AK, Manini TM, Lauretani F, Bandinelli S, Ferrucci L, Guralnik JM, "Midlife Physical Activity and Mobility in Older Age: The InCHIANTI Study", *American Journal of Preventive Medicine*, 2006 Sep;31(3):217-24.

- Tanaka H, Tarumi T, Rittweger J, "Aging and Physiological Lessons from Master Athletes", *Comprehensive Physiology*, 2019 Dec 18;10(1):261-296.

- Taneja S, Mitnitski AB, Rockwood K, Rutenberg AD, "Dynamical Network Model for Age-Related Health Deficits and Mortality", *Physical Review E*, 2016 Feb;93(2):022309.

3부 시계를 거꾸로 돌리는 무기, 마음

마음을 놓치면 삶도 놓친다

- 존 카밧진, 안희영 옮김, 《존 카밧진의 처음 만나는 마음챙김 명상》, 불광출판사, 2012.

- 마크 윌리엄스, 대니 펜맨, 안희영, 이재석 옮김, 《8주, 나를 비우는 시간》, 불광출판사, 2013.

- Creswell JD, "Mindfulness Interventions", *Annual Review of Psychology*, 2017 Jan 3;68:491-516.

- Livingston G, Huntley J, Sommerlad A, Ames D, Ballard C, Banerjee S, Brayne C, Burns A, Cohen-Mansfield J, Cooper C, Costafreda SG, Dias A, Fox N, Gitlin LN, Howard R, Kales HC, Kivimäki M, et al., "Dementia Prevention, Intervention, and Care: 2020 Report of the Lancet Commission", *The Lancet Diabetes & Endocrinology*, 2020 Aug 8;396(10248):413-446.

- Tang YY, Hölzel BK, Posner MI, "The Neuroscience of Mindfulness Meditation", *Nature Reviews Neuroscience*, 2015 Apr;16(4):213-25.

몰입은 강력한 저속노화 인자

- 미하이 칙센트미하이, 이희재 옮김, 《몰입의 즐거움》, 해냄, 1999(2021년 개정판 출간).

- Peifer C, Wolters G, Harmat L, Heutte J, Tan J, Freire T, Tavares D, Fonte C, Andersen FO, van den Hout J, Šimleša M, Pola L, Ceja L, Triberti S, "A Scoping Review of Flow Research", *Frontiers in Psychology*, 2022 Apr 7;13:815665.

- Ulrich M, Keller J, Hoenig K, Waller C, Grön G, "Neural Correlates of Experimentally Induced Flow Experiences", *Neuroimage*, 2014 Feb 1;86:194-202.

- Leroy S, "Why Is It So Hard to Do My Work? The Challenge of Attention Residue When Switching Between Work Tasks", *Organizational Behavior and Human Decision Processes*, 2009 July;109(2):168-181.

잠이 부족하다면 어떤 문제도 해결할 수 없다

- 매슈 워커, 이한음 옮김, 《우리는 왜 잠을 자야 할까: 수면의 꿈과 과학》, 열린책들, 2019.

- 전지원, 〈시간균형 관점에서 본 한국인의 잠: 다국적시간연구(MTUS) 자료를 활용한 생애주기별 수면시간 국제 비교 연구〉, 《통계연구》, 2017;22(2):26-52.

- Alhola P, Polo-Kantola P, "Sleep Deprivation: Impact on Cognitive Performance", *Neuropsychiatric Disease and Treatment*, 2007 Oct;3(5):553-67.

- Fullagar HH, Skorski S, Duffield R, Hammes D, Coutts AJ, Meyer T, "Sleep and Athletic Performance: The Effects of Sleep Loss on Exercise Performance, and Physiological and Cognitive Responses to Exercise", *Sports Medicine*, 2015 Feb;45(2):161-86.

- Musiek ES, Holtzman DM, "Mechanisms Linking Circadian Clocks, Sleep, and Neurodegeneration", *Science*, 2016 Nov 25;354(6315):1004-1008.

- Sabia S, Fayosse A, Dumurgier J, van Hees VT, Paquet C, Sommerlad A, Kivimäki M, Dugravot A, Singh-Manoux A, "Association of Sleep Duration in Middle and Old Age with Incidence of Dementia", *Nature Communications*,

2021 Apr 20;12(1):2289.

- Tobaldini E, Costantino G, Solbiati M, Cogliati C, Kara T, Nobili L, Montano N, "Sleep, Sleep Deprivation, Autonomic Nervous System and Cardiovascular Diseases", *Neuroscience & Biobehavioral Reviews*, 2017 Mar;74(Pt B):321-329.

건강한 노년은 세상의 욕망에서 자유롭다

- 마셜 로젠버그, 캐서린 한 옮김, 《비폭력대화: 일상에서 쓰는 평화의 언어, 삶의 언어》, 한국NVC센터, 2017.

- 오렌 제이 소퍼, 김문주 옮김, 《마음챙김과 비폭력대화: 의미하는 대로 말하라》, 불광출판사, 2019.

- 캘빈 S. 홀, 버논 J. 노드비, 김형섭 옮김, 《융 심리학 입문》, 문예출판사, 2004.

- 홍승표, 홍선미, 〈마음의 주체 - 에고와 셀프〉, 《원불교사상과 종교문화》, 2012;52:217-244.

- Alia-Klein N, Gan G, Gilam G, Bezek J, Bruno A, Denson TF, Hendler T, Lowe L, Mariotti V, Muscatello MR, Palumbo S, Pellegrini S, Pietrini P, Rizzo A, Verona E, "The Feeling of Anger: From Brain Networks to Linguistic Expressions", *Neuroscience & Biobehavioral Reviews*, 2020 Jan;108:480-497.

4부   나이를 먹으면 아픈 것이 당연하다는 착각

당신이 먹는 것이 곧 당신이다

- 이의철, 《기후미식: 우리가 먹는 것이 지구의 미래다》, 위즈덤하우스, 2022.

- Bhaskaran K, Dos-Santos-Silva I, Leon DA, Douglas IJ, Smeeth L, "Association of BMI with Overall and Cause-Specific Mortality: A Population-Based Cohort Study of 3 · 6 Million Adults in the UK", *The Lancet Diabetes & Endocrinology*, 2018 Dec;6(12):944-953.

- Lee MB, Hill CM, Bitto A, Kaeberlein M, "Antiaging Diets: Separating Fact from Fiction", *Science*, 2021 Nov 19;374(6570):eabe7365.

- Morris MC, Tangney CC, Wang Y, Sacks FM, Barnes LL, Bennett DA, Aggarwal NT, "MIND Diet Slows Cognitive Decline with Aging", *Alzheimer's & Dementia Journal*, 2015 Sep;11(9):1015-22.

- Roberts MN, Wallace MA, Tomilov AA, Zhou Z, Marcotte GR, Tran D, Perez G, Gutierrez-Casado E, Koike S, Knotts TA, Imai DM, Griffey SM, Kim K, Hagopian K, McMackin MZ, Haj FG, Baar K, Cortopassi GA, Ramsey JJ, Lopez-Dominguez JA, "A Ketogenic Diet Extends Longevity and Healthspan in Adult Mice", *Cell Metabolism*, 2017 Sep 5;26(3):539-546.e5.

- Son DH, Kwon YJ, Lee HS, Kim HM, Lee JW, "Effects of Calorie-Restricted Mediterranean-Style Diet on Plasma Lipids in Hypercholesterolemic South Korean Patients", *Nutrients*, 2021 Sep 27;13(10):3393.

- Xu X, Sharma P, Shu S, Lin TS, Ciais P, Tubiello FN, Smith P, Campbell N, Jain AK, "Global Greenhouse Gas Emissions from Animal-Based Foods are Twice Those of Plant-Based Foods", *Nature Food*, 2021 Sep;2:724-732.

술과 담배, 예외는 없다

- 로버트 더들리, 김홍표 옮김, 《술 취한 원숭이》, 궁리출판, 2019.

- Angebrandt A, Abulseoud OA, Kisner M, Diazgranados N, Momenan R, Yang Y, Stein EA, Ross TJ, "Dose-Dependent Relationship Between Social Drinking and Brain Aging", *Neurobiology of Aging*, 2022 Mar;111:71-81.

- Durazzo TC, Meyerhoff DJ, Yoder KK, Murray DE, "Cigarette Smoking is Associated with Amplified Age-Related Volume Loss in Subcortical Brain Regions", *Drug and Alcohol Dependence*, 2017 Aug 1;177:228-236.

- Freedman ND, Park Y, Abnet CC, Hollenbeck AR, Sinha R, "Association of Coffee Drinking with Total and Cause-Specific Mortality", *The New England Journal of Medicine*, 2012 May 17;366(20):1891-904.

- Guggenmos M, Schmack K, Sekutowicz M, Garbusow M, Sebold M, Sommer C, Smolka MN, Wittchen HU, Zimmermann US, Heinz A, Sterzer P, "Quantitative Neurobiological Evidence for Accelerated Brain Aging in Alcohol

Dependence", *Translational Psychiatry*, 2017 Dec 11;7(12):1279.

· Jha P, Ramasundarahettige C, Landsman V, Rostron B, Thun M, Anderson RN, McAfee T, Peto R, "21st-Century Hazards of Smoking and Benefits of Cessation in the United States", *The New England Journal of Medicine*, 2013 Jan 24;368(4):341-50.

· Li Y, Pan A, Wang DD, Liu X, Dhana K, Franco OH, Kaptoge S, Di Angelantonio E, Stampfer M, Willett WC, Hu FB, "Impact of Healthy Lifestyle Factors on Life Expectancies in the US Population", *Circulation*, 2018 Jul 24;138(4):345-355.

당신은 더 나은 결정을 할 수 있다

· 대니얼 카너먼, 이창신 옮김, 《생각에 관한 생각: 우리의 행동을 지배하는 생각의 반란》, 김영사, 2018.

· 조지 마셜, 이은경 옮김, 《기후변화의 심리학: 우리는 왜 기후변화를 외면하는가》, 갈마바람, 2018.

· 한스 로슬링, 올라 로슬링, 안나 로슬링 뢴룬드, 이창신 옮김, 《팩트풀니스: 우리가 세상을 오해하는 10가지 이유와 세상이 생각보다 괜찮은 이유》, 김영사, 2019.

· Fulop T, Larbi A, Witkowski JM, McElhaney J, Loeb M, Mitnitski A, Pawelec G, "Aging, Frailty and Age-Related Diseases", *Biogerontology*, 2010 Oct;11(5): 547-63.

· Sierra F, Caspi A, Fortinsky RH, Haynes L, Lithgow GJ, Moffitt TE, Olshansky SJ, Perry D, Verdin E, Kuchel GA, "Moving Geroscience from the Bench to Clinical Care and Health Policy", *Journal of the American Geriatrics Society*, 2021 Sep;69(9):2455-2463.

항노화요법이라는 거짓 신화

· 데이비드 A. 싱클레어, 매슈 D. 러플랜트, 이한음 옮김, 《노화의 종말: 하버드 의대 수명 혁명 프로젝트》, 부키, 2020.

- 한국과학기술한림원, 제200회 한림원탁토론회: 벤자민 버튼의 시간, 노화의 비밀을 넘어 역노화에 도전(2022. 06. 29.). https://youtu.be/YuBoRLllHzw

- Kirkland JL, Tchkonia T, "Senolytic Drugs: From Discovery to Translation", *Journal of Internal Medicine*, 2020 Nov;288(5):518-536.

5부 지혜롭게 나이 들기 위한 덜어내기의 기술

내재역량을 관리하면 인생이 관리된다

- 데이비드 엡스타인, 이한음 옮김, 《늦깎이 천재들의 비밀: 전문화된 세상에서 늦깎이 제너럴리스트가 성공하는 이유》, 열린책들, 2020.

- 데이비드 클라크, 문찬호 옮김, 《찰리 멍거의 말들: 투자, 경제, 비즈니스 그리고 삶에 관하여》, 워터베어프레스, 2021.

- 앤 케이스, 앵거스 디턴, 이진원 옮김, 《절망의 죽음과 자본주의의 미래》, 한국경제신문사(한경비피), 2021.

- 요하임 바우어, 전진만 옮김, 《왜 우리는 행복을 일에서 찾고, 일을 하며 병들어갈까》, 책세상, 2015.

인생에서 중요한 것만 남기는 힘

- 데이비드 로이, 민정희 옮김, 《과학이 우리를 구원하지 못할 때 불교가 할 수 있는 것: 에코다르마ecodharma, 생태위기의 시대 새로운 불교 행동철학》, 불광출판사, 2020.

- 장 보드리야르, 이상률 옮김, 《소비의 사회》, 문예출판사, 1992.

- Leibenstein H, "Bandwagon, Snob, and Veblen Effects in the Theory of Consumers' Demand", *The Quarterly Journal of Economics*, 1950 May;64(2): 183-207.

사회적 노쇠에도 대비해야 한다

- 노리나 허츠, 홍정인 옮김, 《고립의 시대: 초연결 세계에 격리된 우리들》, 웅진지식하우

스, 2021.

- 김은경, 김경희, 〈앱 세대의 사회적 관계와 행복: 사회적 연결망의 규모와 유형 효과〉, 《한국청소년연구》, 2018;29(3):275-301.

- 이민아, 〈사회적 연결망의 크기와 우울: U자형 관계와 대인신뢰의 조절효과〉, 《한국사회학》, 2013;47(4):171-200.

- Bunt S, Steverink N, Olthof J, van der Schans CP, Hobbelen JSM, "Social Frailty in Older Adults: A Scoping Review", *European Journal of Ageing*, 2017 Jan 31;14(3):323-334.

- Chipperfield JG, Havens B, "Gender Differences in the Relationship Between Marital Status Transitions and Life Satisfaction in Later Life", *The Journals of Gerontology: Series B*, 2001 May;56(3):P176-86.

- Kelly ME, Duff H, Kelly S, McHugh Power JE, Brennan S, Lawlor BA, Loughrey DG, "The Impact of Social Activities, Social Networks, Social Support and Social Relationships on the Cognitive Functioning of Healthy Older Adults: A Systematic Review", *Systematic Reviews*, 2017 Dec 19;6(1):259.

100세 시대, 돈은 필요하다

- 데이비드 드레먼, 이건, 김홍식 옮김, 《데이비드 드레먼의 역발상 투자: 대중에 역행하여 시장을 이긴 드레먼의 투자전략》, 흐름출판, 2009.

- 윌리엄 번스타인, 박정태 옮김, 《투자의 네 기둥: 시장의 역사가 가르쳐주는 성공 투자의 토대》, 굿모닝북스, 2009.

- 존 템플턴, 권성희 옮김, 《존 템플턴의 행복론》, 굿모닝북스, 2006.

＊ 본문 중 허락을 받지 못한 일부 저작물에 대해서는 연락이 닿는 대로 그에 따른 저작권료를 지불하겠습니다.

당신도 느리게 나이 들 수 있습니다

초판 발행 · 2023년 1월 17일
13쇄 발행 · 2024년 9월 13일

지은이 · 정희원
발행인 · 이종원
발행처 · (주)도서출판 길벗
브랜드 · 더퀘스트
출판사 등록일 · 1990년 12월 24일
주소 · 서울시 마포구 월드컵로 10길 56(서교동)
대표전화 · 02)332-0931 | **팩스** · 02)323-0586
홈페이지 · www.gilbut.co.kr | **이메일** · gilbut@gilbut.co.kr
대량구매 및 납품 문의 · 02) 330-9708

기획 및 책임편집 · 안아람(an_an3165@gilbut.co.kr) | **편집** · 박윤조, 이민주
디자인 · 박상희 | **제작** · 이준호, 손일순, 이진혁 **마케팅** · 한준희, 김선영, 이지현
영업관리 · 김명자, 심선숙 | **독자지원** · 윤정아, 최희창

교정교열 및 전산편집 · 상상벼리
CTP 출력 및 인쇄 · 예림인쇄 | **제본** · 예림바인딩

ISBN 979-11-407-0258-9 03510
(길벗 도서번호 040194)

값 17,800원

독자의 1초까지 아껴주는 정성 길벗출판사
(주)도서출판 길벗 | IT교육서, IT단행본, 경제경영서, 어학&실용서, 인문교양서, 자녀교육서 **www.gilbut.co.kr**
길벗스쿨 | 국어학습, 수학학습, 어린이교양, 주니어 어학학습, 학습단행본 **www.gilbutschool.co.kr**
페이스북 **www.facebook.com/thequestzigy**
네이버 포스트 **post.naver.com/thequestbook**